発達を支える！

子どもの
リハビリテーション

橋本圭司
国立成育医療研究センター
リハビリテーション科／発達評価センター

イラスト 茨木 保

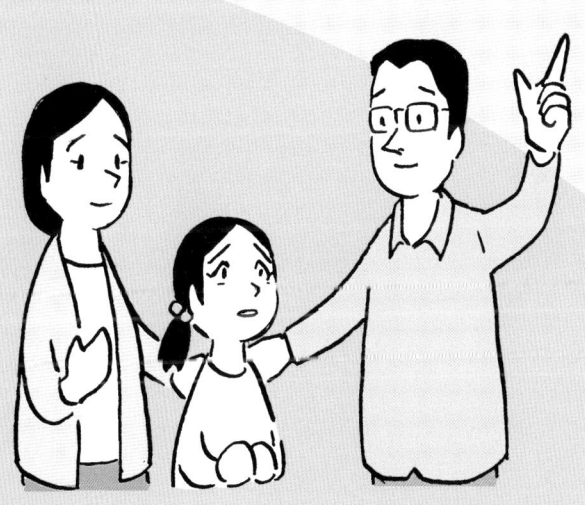

三輪書店

プロローグ

●2012年の秋,ある新聞の朝刊に「発達障害,育て方のせいじゃない/周りの理解・支援必要」という記事が掲載されました.記事は,「生まれながらの脳の機能障害が原因とされる子どもの発達障害.正確な知識が広まらず,育て方が原因といった偏見も根強い.悩む親たちが前に進むには,周囲も含めた正しい理解と支援の充実が欠かせない」と結んでいます.

●最後まで記事をしっかり読めば,周囲の理解や支援が必要という意見には,概ね賛成なのですが,どうも胸がすっきりしません.子どもの発達には,もともと持って生まれた遺伝的要因と,生まれた後の環境的要因の2つが関与しています.「発達障害」は,本当に「育て方のせいじゃない」のでしょうか.

●育て方のせいじゃない,つまり親や周囲の環境のせいではないとすると,主な原因は,子どもがもともと持っている性質ということになるのでしょうが,本当にそれでいいのでしょうか.

●発達には,常に一貫性と多様性が混在し,必ずしも教科書や育児書どおりに普遍的に発達するものではありません.医療や福祉の現場においては,子どもの発達を評価する際に,標準的な範囲から逸脱しているかどうかばかりに意識がいってしまいがちですが,本来,標準化値からの逸脱こそが発達ともいえます.

●子どもの行動が標準から逸脱していた場合,それを頭から障害と捉え,治療の対象として,問題を軽減しようとするアプローチには限界があります.

●わが子だからこそ,自分が担当した患者さんだからこそ,親が,周囲が責任を持って担うべきことがあるのではないでしょうか.発達に問題を抱えた子どもたちのリハビリテーションは,彼らの問題点を指摘し,お尻を叩いて行うものばかりではありません.彼らが安心して学び,幸福に働き,健康に生きるために,われわれ自身が,今日明日からできること,それを一緒に考え,実践に移そうではありませんか.

2013年6月

橋本　圭司

目次

 発達を支える！子どものためのリハビリテーション

プロローグ ··· iii

第1章　ちょっと気になる子どもたち　　1

- 発達とは ··· 1
- 発達は進化の過程 ·· 2
- 発達の問題が疑われたら ·· 4
- 発達障害のある子どもたちのためにまず何をすべきか ······························· 5

第2章　発達障害の症状と対応法　　7

- 発達障害とは ··· 7
- 症状・サイン・対応法 ·· 8
  1. 疲れやすい〈神経（精神）〉 ··· 8
  2. 自己抑制ができない（脱抑制） ··· 12
  3. 感覚過敏 ·· 16
  4. 感覚鈍麻 ·· 19
  5. 注意が続かない ··· 23
  6. コミュニケーションが苦手 ·· 27
  7. 思考の柔軟性に欠ける，こだわりが強い（遂行（実行）機能障害） ···· 31
  8. 友だちを作るのが難しい（社会性の欠如） ··································· 37

第3章　発達の検査　　41

  1. 粗大運動（ABMS-C，ABMS-CT） ··· 41
  2. 新版K式発達検査 ·· 44
  3. DENVER Ⅱ（デンバーⅡ発達スクリーニング検査） ······················· 45
  4. フロスティッグ視知覚発達検査 ·· 47

v

5. 乳幼児発達スケール（KIDS）	48
6. 田中ビネー式知能検査	49
7. WISC-Ⅳ知能検査	50
8. DN-CAS	52

第4章　心と身体のリハビリテーション　54

- リハビリテーションピラミッド ··· 54
- 身体のリハビリテーション ··· 56
  1. 呼吸・循環を整える ··· 56
  2. 感覚を整える（タクティール®ケア） ··································· 57
  3. 運動を整える ··· 62
  4. 摂食・嚥下のリハビリテーション ······································· 64

第5章　症例集

症例1．0歳11カ月　女児（早産，超低出生体重児） ························ 70
症例2．1歳8カ月　男児（早産，超低出生体重児） ·························· 73
症例3．3歳0カ月　女児（発達障害） ·· 75
症例4．6歳0カ月　女児（脳腫瘍による高次脳機能障害） ·················· 78
症例5．6歳6カ月　男児（急性脳症後遺症） ··································· 81
症例6．10歳9カ月　男児（びまん性軸索損傷） ······························· 83

参考文献 ·· 86
エピローグ ··· 87

Part 1 ちょっと気になる子どもたち

1 発達とは

　医学の分野では，生後4週間までを新生児，満1歳までを乳児，1〜6歳までを幼児，6〜12歳を学童，18歳までを青少年などと呼んでいます（図1）．言葉の定義では18歳からが大人ということになりますが，病院で小児科にかかるのは普通，15歳までです．病院でリハビリテーション（以下，リハビリ）を行う場合，中・高校生以上ならば，成人と同じ病棟でリハビリを行うことがあります．一方で，福祉施設でリハビリを行う場合，成人のサービスを受けられるのは原則として18歳以上であることが多いようです．

　小児の特性は成長と発達であるため，小児の定義は成長発達を遂げる個体といえます．成長（growth）は，身長，体重などの数字が伸びることを意味し，計測でその変化を捉えられるのに対し，発達（development）は，

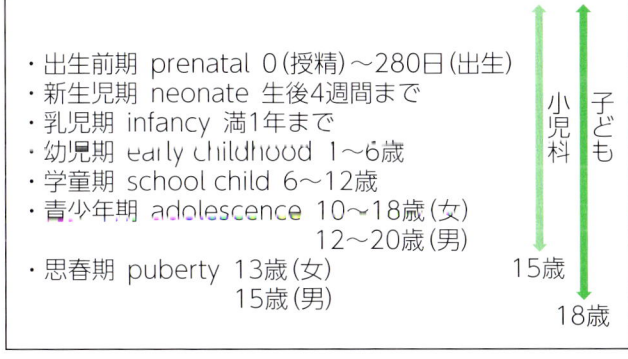

図1　発育期の区分

（日本医師会（編）：日本医師会雑誌・生涯教育シリーズ62 実践小児診療，2003 より一部改変）

生理的，機能的成熟を意味し，数量的にあらわすのは困難です．

　いつまでが小児で，どこからが大人なのかは，生物学的には成長・発達を続けるかぎり小児ということもできるし，社会的には18歳からが大人と区切ってしまうこともできるというように，多面的な考え方があり，結論が出せません．数年前，国立成育医療研究センターに，米国の発達小児科の権威の一人であるカリフォルニア大学サンディエゴ校のマーティン・スタイン（Martin T. Stein）教授が講演におみえになりました．その際，スタイン教授がおっしゃった言葉がとても印象に残っています．

『発達の過程には，一貫性と多様性が混在している』

　非常にシンプルで当たり前のことなのですが，とても筆者の心に響きました．現代社会が高度に情報化したせいか，子どもの成長や発達について考えるとき，われわれは，ついつい教科書や育児書などに書かれている情報に固執し過ぎているのではないかと感じることが多くあります．身長や体重，食事の形態，言葉や知能の発達などを医療者や学者は，これらの状況を，数値化，標準化したがります．もちろん，共通言語として用いる道具として発達の評価は必要ですが，細かな数値上の差に固執せず，もう少しおおらかに構えてもよいのではないでしょうか．

　医学は根拠に基づいた世界のため，こんなことをいえる雰囲気ではありませんが，筆者個人としては知能指数が120だろうと80だろうと，離乳食を食べ始めたのが生後半年だろうと1年半後だろうと，人それぞれということが多分にあるのではないかと考えています．もちろん，運動や精神の発達の遅れがあるお子さんを持った両親や家族にとっては，「人それぞれ」などと悠長なことは言っていられないこともよく理解できます．しかしながら，発達に関する問題は，結局のところ，ジタバタしても始まらないことが多いものです．

2 発達は進化の過程

　新生児期にみられた原始脳レベルの反射は2～4カ月ごろより消失し始め，次に中脳レベルの立ち直り反射が出現します．これはさらに神経が発達するにつれ変化し，ついには皮質レベルの平衡反応がみられてきます．

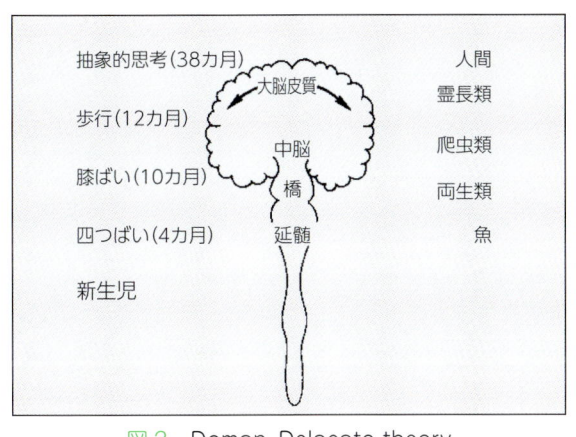

図2　Doman-Delacato theory
(前川喜平著：小児の神経と発達の診かた　改訂3版．新興医学出版社，p19，2003より一部改変)

このように乳児の発達とともに，反射が移り変わっていくことはよく知られた事実です．

　Doman-Delacatoは，人間の新生児から幼児期における脳の機能的発達段階を動物の進化と比較してこれを図2のようにまとめています．

　新生児は主に延髄・橋の機能の一部により生活し，その反射は魚のそれに近いようです．成長とともに運動機能は橋より中脳の機能，さらに大脳皮質の機能により営まれるようになります．

　実際の新生児・乳児の発達も，3，4カ月までは，まるで魚のように首も据わらず手足は泳いでいるように宙をさまよいます．10カ月ごろになると，膝ばいを始め，両生類から爬虫類に進化を遂げます．そして12カ月ごろに2足歩行をはじめ，霊長類の仲間入りです．そして，3歳ころまでにかけて大脳皮質が成熟し，抽象的思考が可能になり，晴れて人間となるという理解ができそうです．

　こうしてみると，子どもの発達は進化の過程そのものであるように思えます．

3 発達の問題が疑われたら

　子どもの発達が正常であるか異常であるかの区別はどのようにしたらよいのか．このテーマは，医療のみならず教育の現場においても，重要な議論の対象となり得ます．

　医療の現場においては，運動や言語，社会性などについて，だいたいの標準的達成度というものが設定されています．例えば，5～6カ月で寝返りをうち，1年かけてひとり立ちができるようになり，2，3歳で階段がのぼれるようになり，4，5歳でスキップができるようになるというように運動機能は発達していき，言語機能は1歳で簡単な言葉の理解，2歳で二語文が言えて，4歳で友だちと「ごっこ遊び」というように発達します．これらの目安と比べて，その子の発達が早いか遅いかという判定の仕方が一つです．

　もう一つの判定の仕方は，発達年齢や発達指数と呼ばれる数字で，子どもの発達が標準範囲内か，それとも標準から外れているかを判定します．発達指数（development quotient：DQ）とは，発達年月齢と暦年月齢（生活年月齢）の関係を比で示したものであり，平均的な子どもの指数は100となります．

発達指数（DQ）＝発達年月齢／暦年月齢×100

　また，知的水準の評価をする場合，知能指数（intelligence quotient：IQ）が用いられます．

知能指数（IQ）＝精神年月齢／暦年月齢×100

　わが国で，医療の現場で最も一般的に用いられている発達検査は，新版K式発達検査という検査で，発達指数のおおまかな標準値は100±30であり，例えば知能指数が70以下の場合，発達の遅れと判断されます．ちなみに，新版K式発達検査の標準偏差（Standard Deviation：SD）は，10歳以下の場合はSD10前後，10歳以上になるとSD15～22であり，10歳以下ではDQ80以下が発達遅滞となりますが，現実には，かなり多様性があり，70以下を発達遅滞としてよいと思われます．例えば6歳の子どもが，普通6歳でできる課題を実行できたとき，その発達年齢を6歳とし，実際の年齢と発達年齢が同じであれば，発達指数は100ということになります．5歳の子どもが6歳の発達年齢を持っていれば発達指数は120，逆

に10歳の子どもが6歳の発達年齢であれば60といった具合になります．

 発達障害のある子どもたちのためにまず何をすべきか

　最近，医療の現場では，以前は「普通」あるいは「ちょっと変わっている」といわれていた子どもたちが，「発達障害」という診断名で扱われるようになってきました．その割合は例えば注意欠陥多動性障害（ADHD）が5～10％，高機能自閉症（アスペルガー症候群）0.5％，学習障害5～10％などです．

　「発達障害」が問題になってきた要因として，もともとの素因として遺伝的要因，環境要因として核家族化，地域社会の崩壊，家族機能の崩壊，ストレス要因や，教育のマニュアル化，均一化などがいわれています．では，このような発達障害の子どもたちを支援するときに，気をつけておかなければならないことは何でしょうか．

　まず，自分の子どもに発達障害が疑われたとしても，できるかぎり感情的にならず冷静に対応することが大切です．もちろん，大切なわが子の問題ですから，いくら口で冷静に対応しろと言ったところで，到底無理だと思うのが普通かもしれません．しかしながら，少なくとも感情的にならないだけで，状況が好転する可能性が高くなるのも事実です．

　やる気のない子どもに「なまけている」と言って叱りつけると，子どもはますますやる気がなくなるものです．多動で落ちつきがない子どもを，無理におとなしくさせようとすると，ますます落ちつきがなくなります．怒りっぽい，衝動性が激しい子どもに，こちらも衝動的に行動するとむちゃくちゃになってしまいます．

　またこちらがやる気がないと，子どももやる気がなくなります．こちらの落ちつきがないと，子どももソワソワします．こちらがイライラしていると，子どももイライラしてきます．こちらが冷静に対応すると，子どもは落ちついてくるものです．とても簡単な原則なのですが，わが子となると，これがなかなかできないわけです．

　子どもは大人の心の鏡です．ついつい親は，わが子のあれが気になる，これが気になると問題点ばかり列挙してしまいます．そのようなとき，多くの親の顔は，とてもやる気がなくて，ソワソワしていて，イライラして

いるものです．そんな親の顔を見た子どもは，ますます，そのような症状をきたしてしまうのではないでしょうか．

　では，どのように対応したらよいのか．わが子の問題点を挙げるときは，必ず，それと同じ数の良いところを挙げるように心がけましょう．そして，その良い点，好きな点を，しっかり言葉や態度にあらわして，子どもに接するように心がけてみましょう．

　医療者も，発達検査や知能検査の結果から，その子の劣っている点や苦手なこと，問題点などにばかり目が行きがちです．発達の評価や指導を行う際には，あまり悲観的に，否定的になり過ぎないようにすることが肝要です．

　「～はダメ」とか「～はしてはいけない」ではなく，「～がいいね」とか「～するといいよ」というような言葉かけを心がけましょう．

Part 2 発達障害の症状と対応法

1 発達障害とは

　発達障害（developmental disabilities）とは，さまざまな原因によって乳児期から幼児期にかけて生じる発達の遅れのことです．この呼び方は，もともと医療の中で用いられてきた運動や精神，知的な障害など全般の問題を含んでいます．

　一方で，1980年代以降，知的障害のない，つまり知能の高い発達障害が認知されるようになりました．知的レベルの高い自閉症や注意欠陥多動性障害，学習障害，コミュニケーション障害などがそれに当たります．これらの「発達障害」については，比較的頻度の高い障害でありながら，必ずしも知能の遅れを伴わないために『障害者福祉法』の対象から除外されていました．これに対応すべく，わが国では『発達障害者支援法』が制定され，2005年4月1日から施行されました．

　この法律において「発達障害」とは，「自閉症，アスペルガー症候群その他の広汎性発達障害，学習障害，注意欠陥多動性障害その他これに類する脳機能の障害であって，その症状が通常低年齢において発現するものとして政令で定めるもの」と定義されています．

　なんだか難しくてよくわからないと思いますが，要は10年前には病気だとか障害とは認識されていなかった「普通」あるいは「ちょっと変わっている」という日常生活上の問題が，この法律の施行をきっかけに，医療や福祉の現場で，「発達障害」という病名で診断されることになったのです．

・身辺の自立ができない
・言葉の理解や表出ができない
・特定の動作や機能を学習することができない
・注意が散漫である
・衝動性が高い

・著しい気分の変動と攻撃性

　こういった日常生活上の問題点が，病気や障害として認識され，医療や福祉における治療や支援の対象となったことは，子育てに日々向き合っている父母や，地域でそれを支える教育者にとって，きわめて重要な事実だと思います．

2 症状・サイン・対応法

1．疲れやすい〈神経（精神）〉

【症状・サイン】

・すぐに姿勢がくずれる
　（アゴが上がる・お尻がずり落ちる，頭が下がり猫背になる）
・長い間座っていることができない（すぐにお尻が痛くなる）
・一点を見つめたまま動かない
・あくびばかり出る
・眼がすぐに疲れる
・フラフラと不安定に歩く
・何事にも余裕がない
・動きや反応が遅い
・まっすぐ椅子に座れない
・足を床につけられない

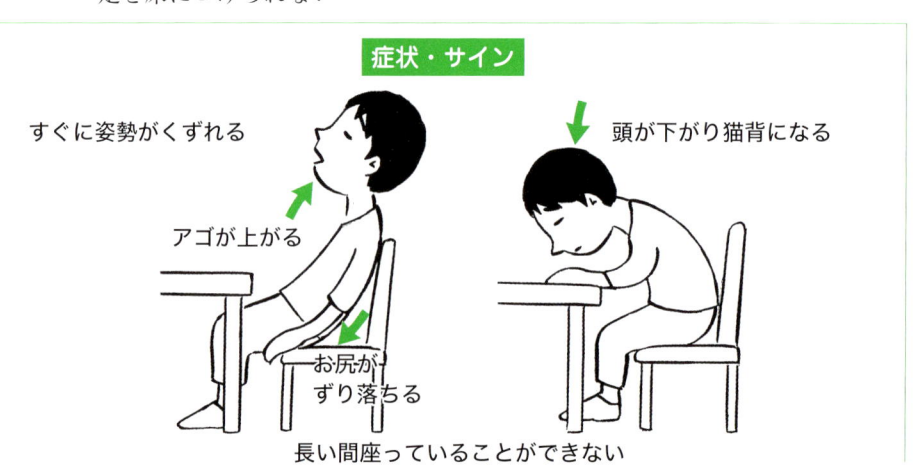

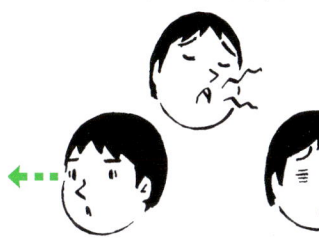
あくびばかり出る
一点を見つめたまま動かない
眼がすぐに疲れる

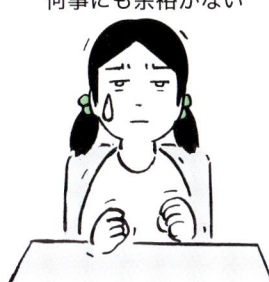
何事にも余裕がない

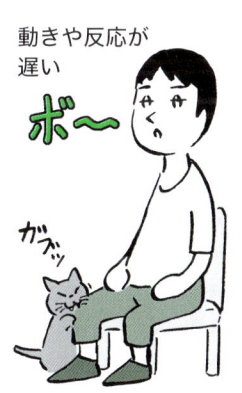
動きや反応が遅い

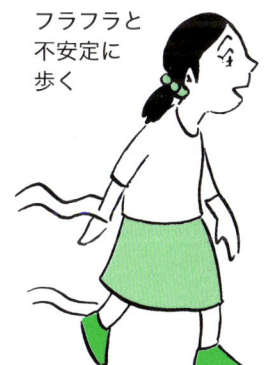
フラフラと不安定に歩く

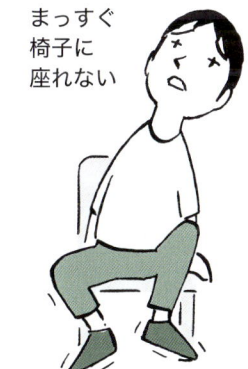
まっすぐ椅子に座れない
足を床につけられない

【子どもへの接し方】

・本人が疲れていることに周囲が気づく
・薬の副作用かもしれない場合，専門家の指示を仰ぐ
・椅子の高さや幅，硬さなどが合っているかどうか確認する
・背中をさする
・本人が疲れていることを責めずに肯定的に接する

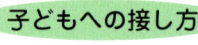

子どもへの接し方

本人が疲れていることに周囲が気づく

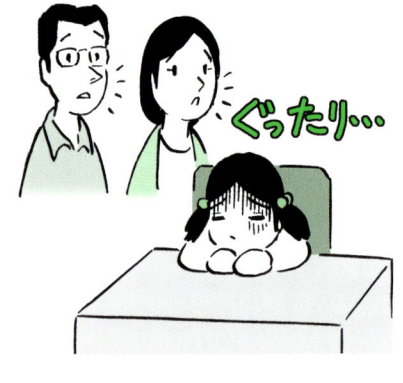

薬の副作用かもしれない場合,専門家の指示を仰ぐ

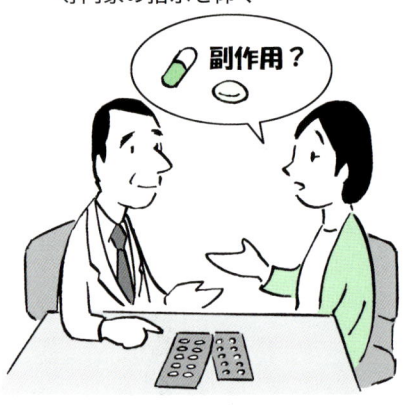

椅子の高さや幅,硬さなどが合っているかどうか確認する

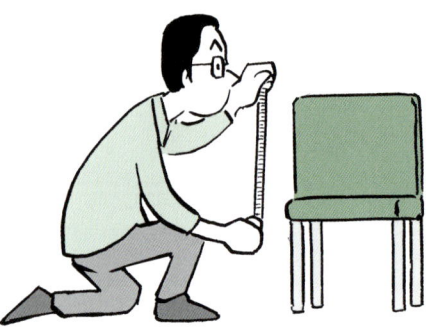

背中をさする

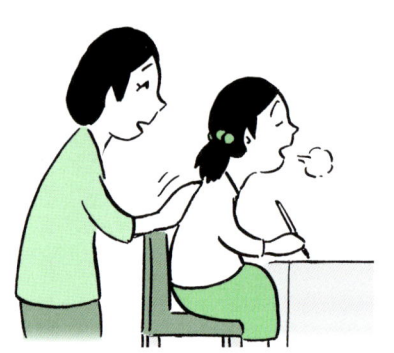

【子どもへの指導】

- 姿勢を正す
- 深呼吸や腹式呼吸をする
- ストレッチをする
- 自分が疲れているということを周囲に知らせる
- 外の空気を吸う
- お散歩をする
- 睡眠を十分にとる

子どもへの指導

姿勢を正す

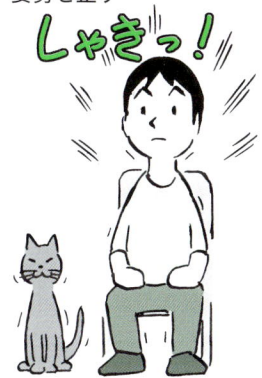

深呼吸する

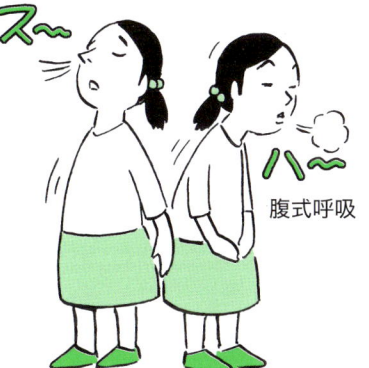

腹式呼吸

ストレッチをする

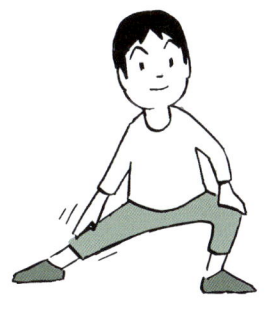

自分が疲れているということを周囲に知らせる

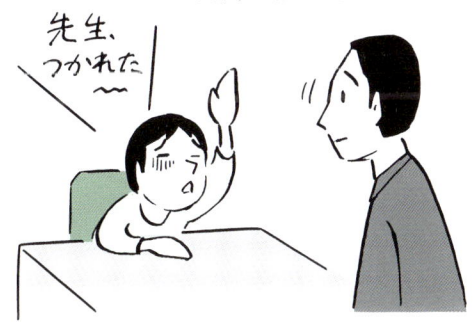

外の空気を吸う
お散歩をする

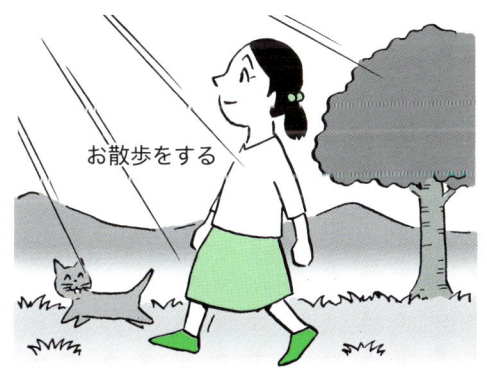

睡眠を十分にとる

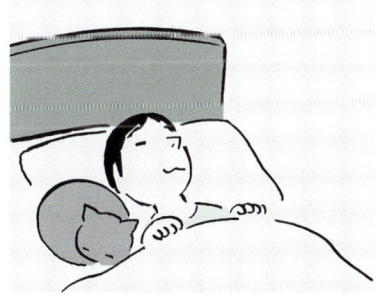

2. 自己抑制ができない（脱抑制）

【症状・サイン】

- いつもイライラしている
- ソワソワして落ちつかない
- 大声を出す
- 奇声を発する
- 物を投げる
- してはいけないこととわかっていても，行動を抑制することができない
- 熟慮をして行動できず，衝動的である
- 何事も待てない
- ちょっとしたことに腹を立てて，忘れられない
- 人のことが許せない

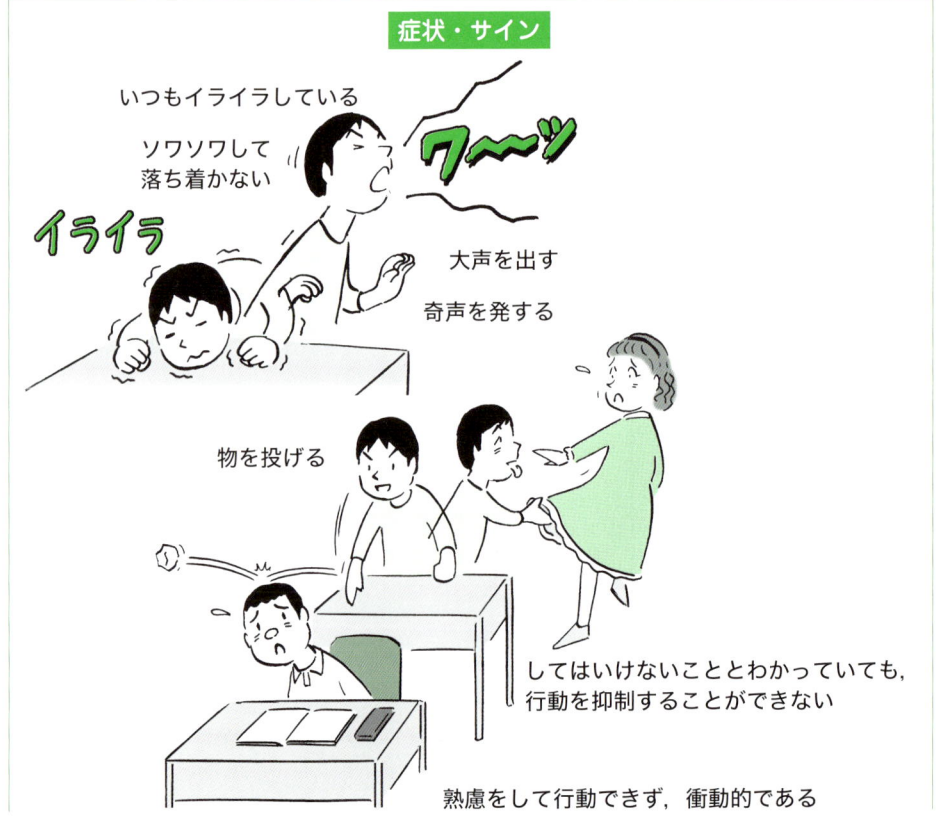

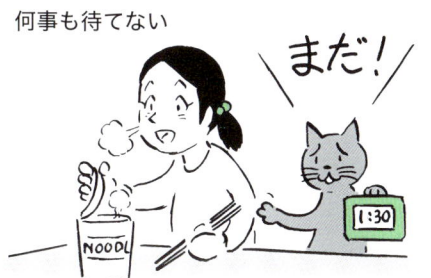
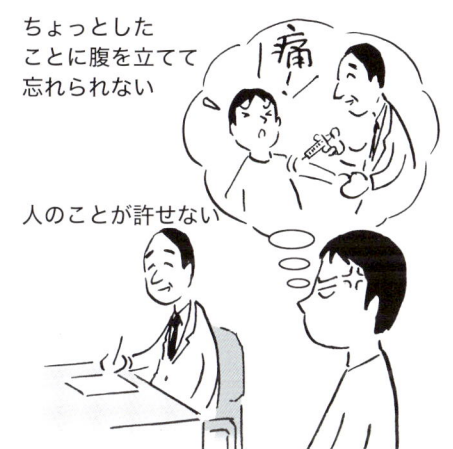

【子どもへの接し方】

・本人がイライラしたら周囲が気づく
・頭ごなしに叱りつけない
・不適切な行動ははっきりと指摘するが，周囲は感情的にならないように
・周囲は本人の味方であることをしっかり伝え，ポジティブに接する
・フーっと息を吐くように指導する（腹式呼吸）
・なるべくゆっくりと背中をさする
・共感できるところはしっかりと伝える
・その場から立ち去る

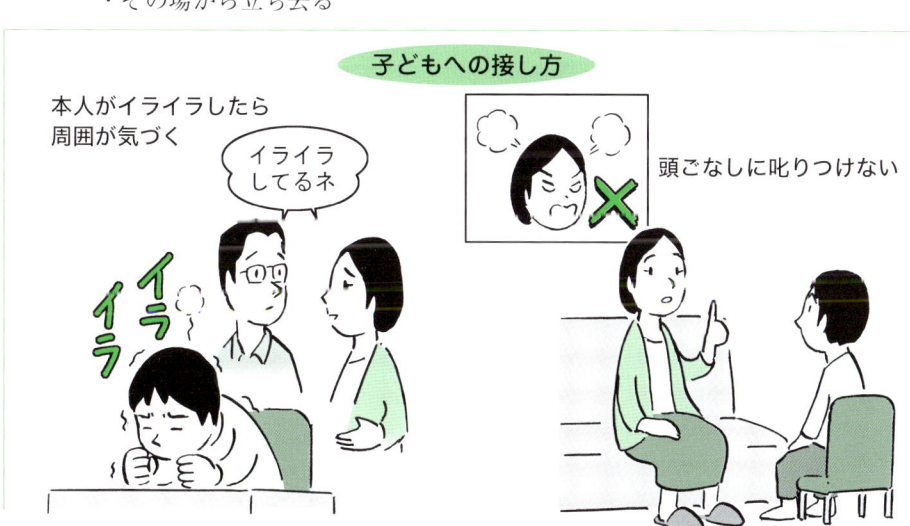

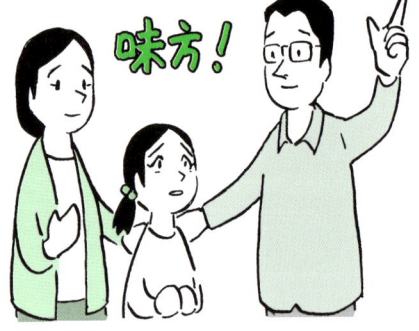

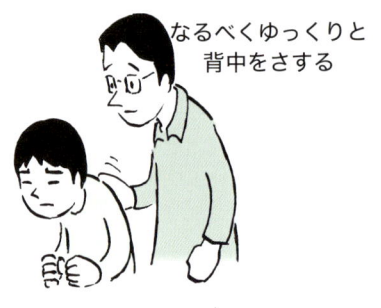
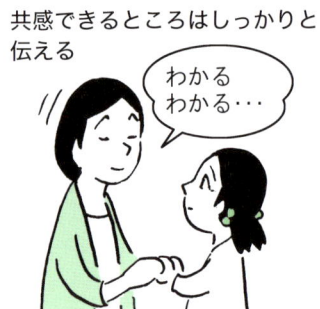

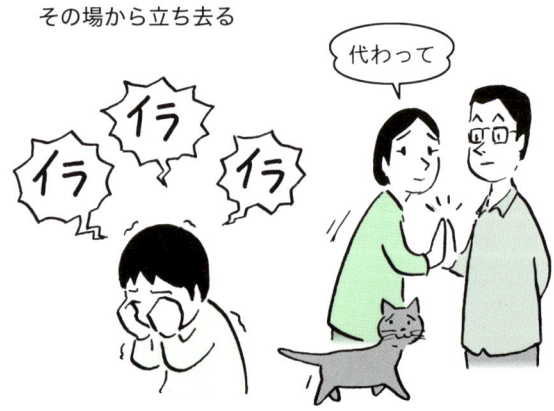

【子どもへの指導】
- フーっと息を吐く（腹式呼吸）
- ストレッチをする
- 自分は不本意ながら，感情のコントロールができないことがあることを事前に周囲に伝えておく

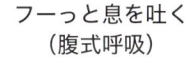

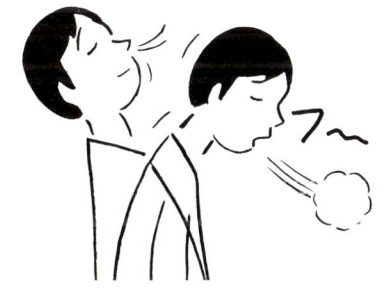

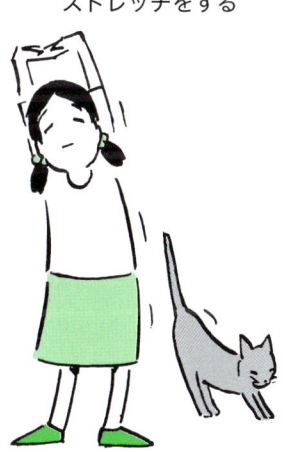

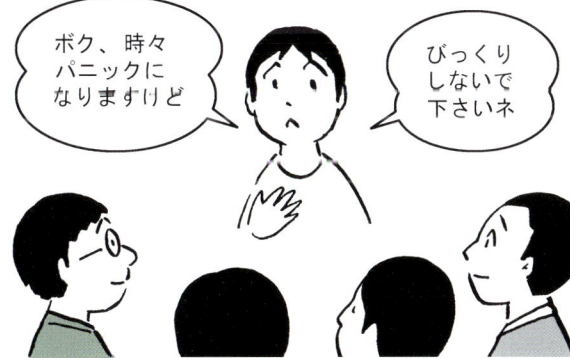

3．感覚過敏

【症状・サイン】

・周囲が近づいただけで泣き叫ぶ
・体に触られるのを嫌がる
・手をつなげない
・音に敏感である
・つま先歩きをすることが多い
・砂の上や芝生の上を裸足で歩けない
・口に入れたものをすぐに出してしまう
・光をまぶしがる
・キラキラ・チカチカが嫌い

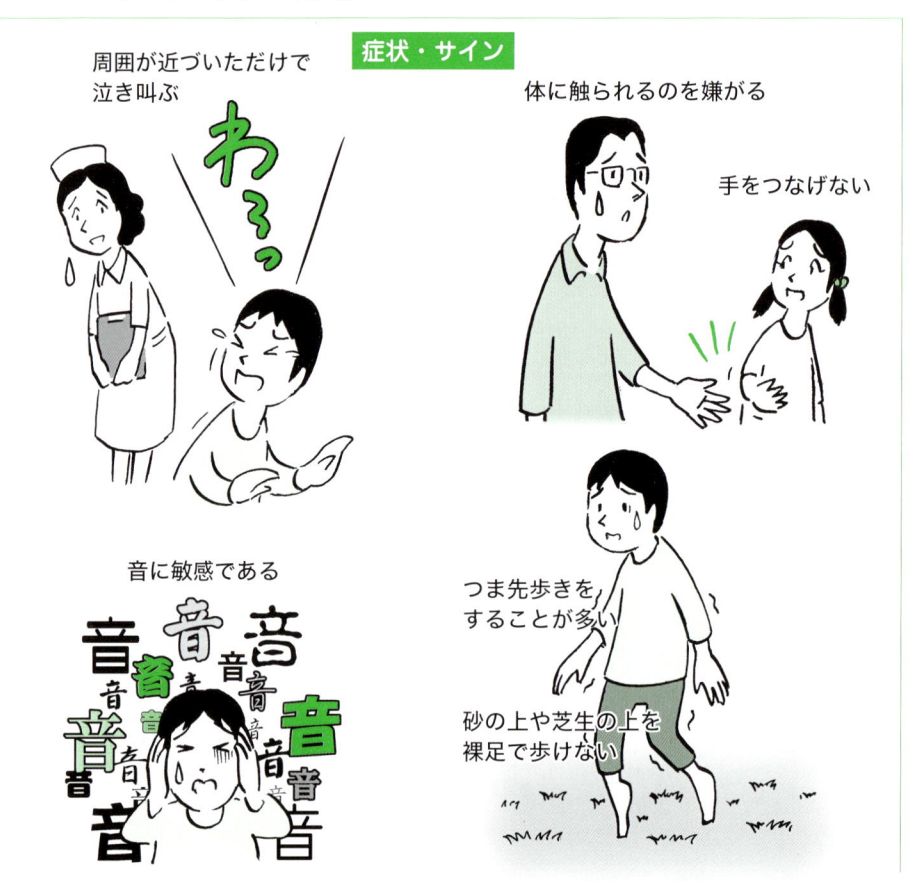

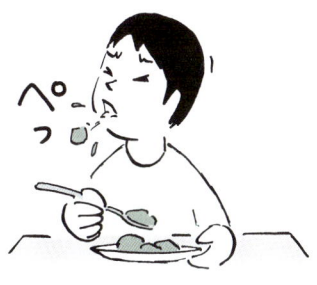
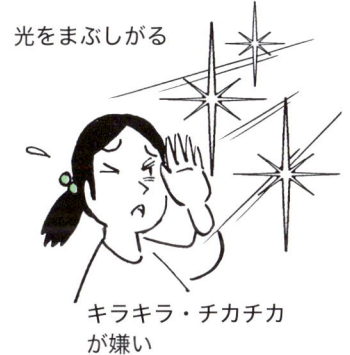

【子どもへの接し方】
・無理に触らない
・触ってもいい身体の場所を見つけ，そこだけ触る
・食事を無理やり口に押し込まない
・環境刺激を少なくする（戸を閉めたり，人を少なくしたり，テレビを消したり）

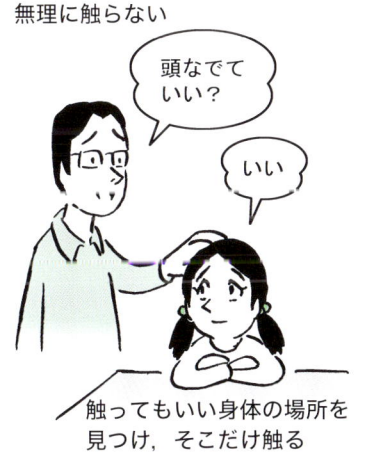
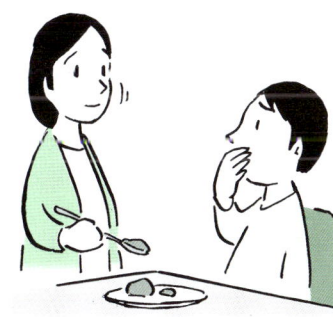

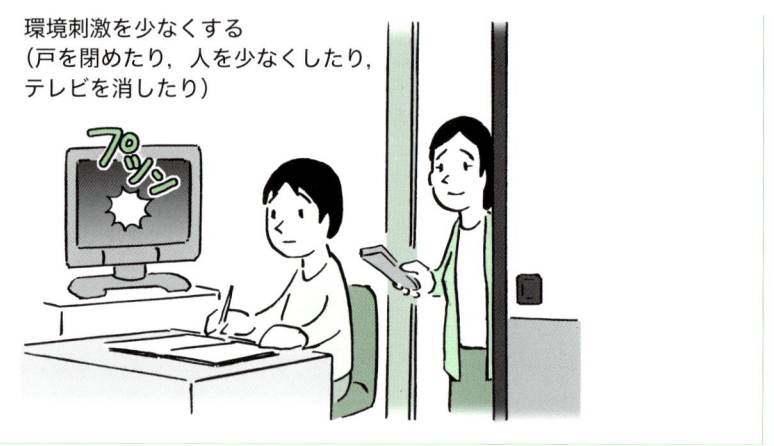

環境刺激を少なくする
（戸を閉めたり，人を少なくしたり，テレビを消したり）

【子どもへの指導】
- ストレッチをする
- フーっと息を吐く（腹式呼吸）
- セルフマッサージ
- 足底装具を装着する

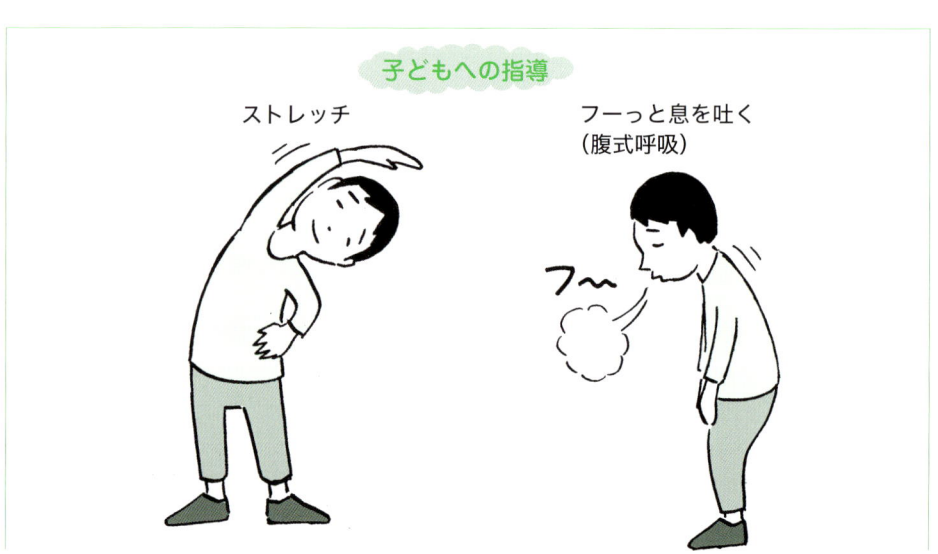

子どもへの指導

ストレッチ　　　　　フーっと息を吐く（腹式呼吸）

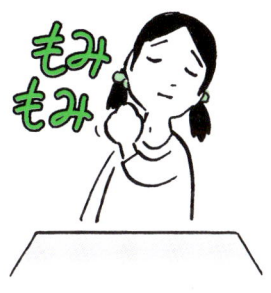

セルフマッサージ

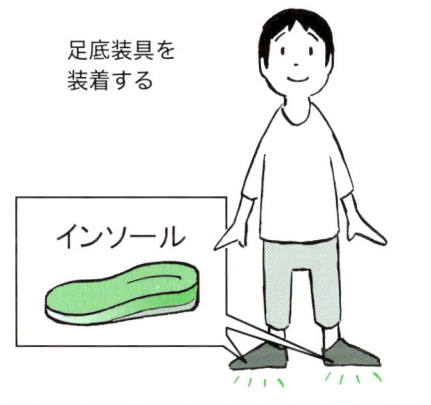

足底装具を装着する

インソール

4．感覚鈍麻

【症状・サイン】
- 呼びかけても反応がない
- 視線が合わない
- 体に触っても反応が鈍い
- あまり泣かない
- 転んでも痛がらない
- 声を出さない，言葉を発しない
- 熱いものに触っても平気

症状・サイン

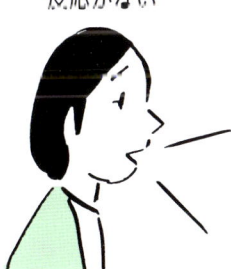

呼びかけても反応がない

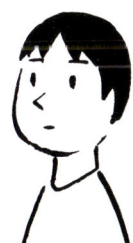

視線が合わない

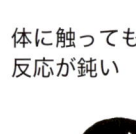
体に触っても
反応が鈍い

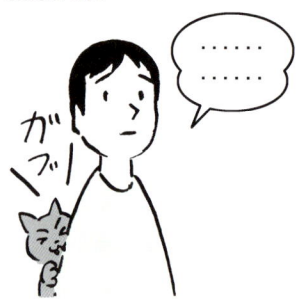

あまり
泣かない

転んでも
痛がらない

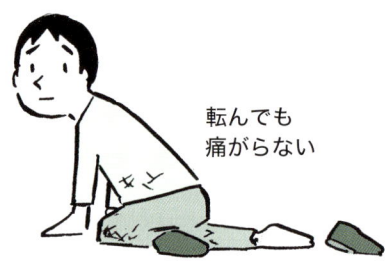

声を出さない
言葉を発しない

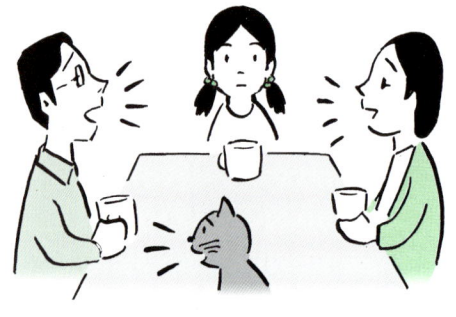

熱いものに
触っても平気

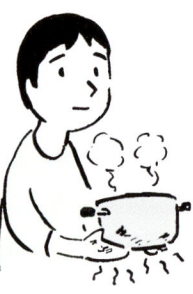

【子どもへの接し方】
- こちらから視野の中に入る
- 身振り・手振りを交えて話す（ジェスチャー）
- 目の前でやってみせる（モデリング）
- できるだけ体に触れてコミュニケーションをとる
- タッチ・ケアをする
- 本人にわかりやすいように，環境を構造化する

子どもへの接し方

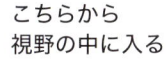
こちらから視野の中に入る

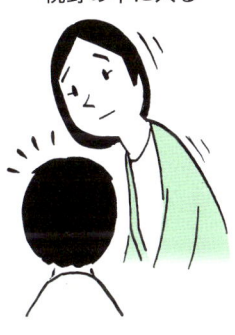

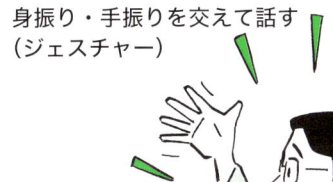
身振り・手振りを交えて話す（ジェスチャー）

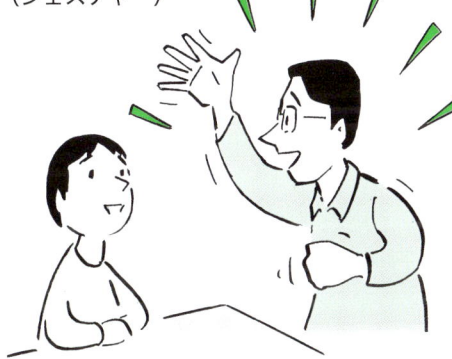

目の前でやって見せる（モデリング）

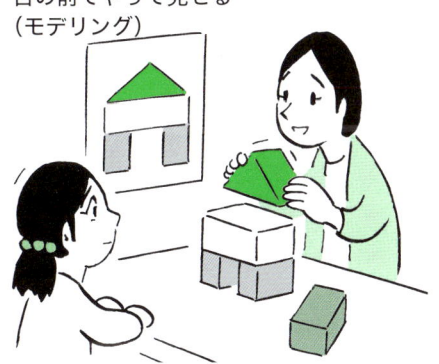

できるだけ体に触れてコミュニケーションをとる

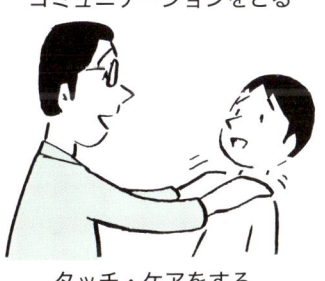

タッチ・ケアをする

本人にわかりやすいように，環境を構造化する

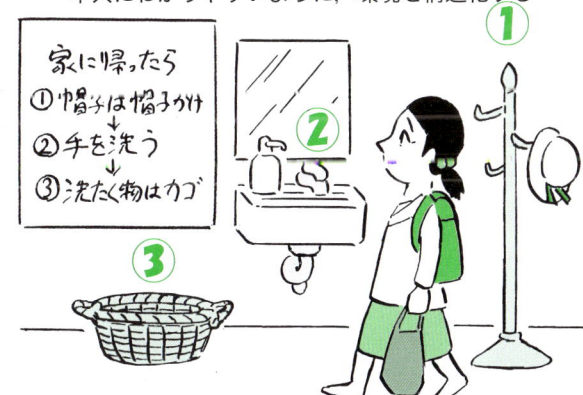

【子どもへの指導】
・フーっと息を吐く（腹式呼吸）
・ストレッチをする
・セルフマッサージを行う

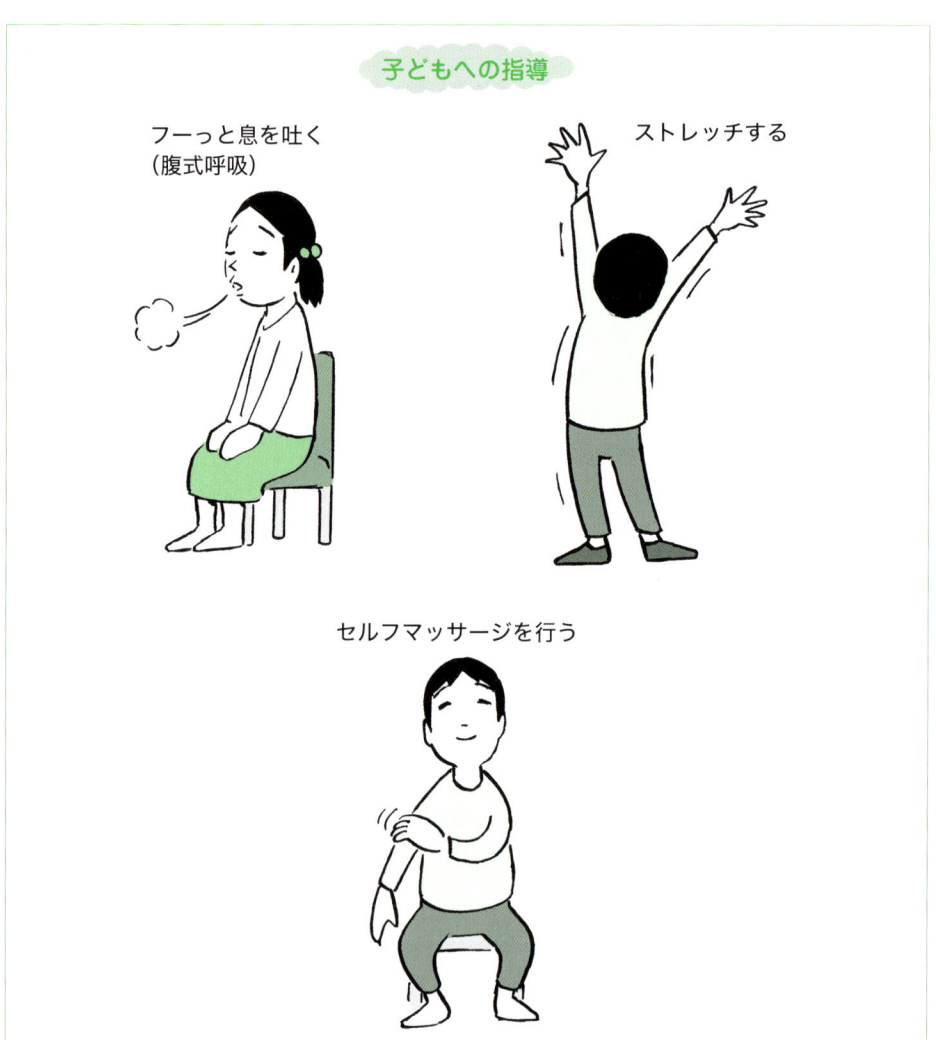

5．注意が続かない（注意集中力の低下，作業記憶（ワーキングメモリー）の低下）

【症状・サイン】
・いつもボーっとしている
・いつも注意散漫である
・あらゆる妨害によって気が散りやすい
・物事に集中できない
・会話のキャッチボールが成立しない
・話し相手と焦点が合わない
・言われていることに興味を示さない
・話についていけない
・さっき言われたことを忘れてしまう
・同じ間違いを繰り返す
・課題を最後までやり遂げることができない
・物事を段取りよく話せない

症状・サイン

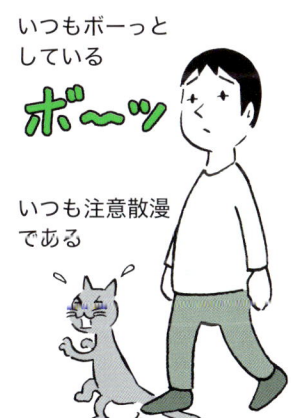
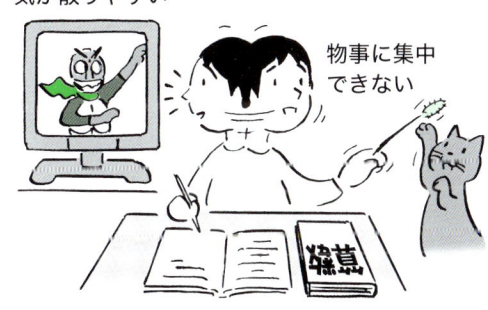

会話のキャッチボールが成立しない

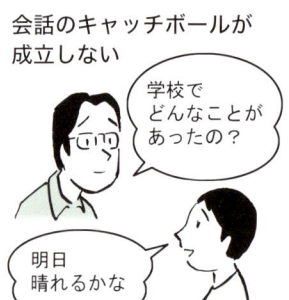

話相手との焦点が合わない

言われていることに興味を示さない

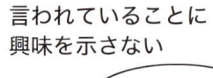
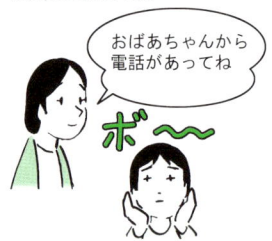

話についていけない

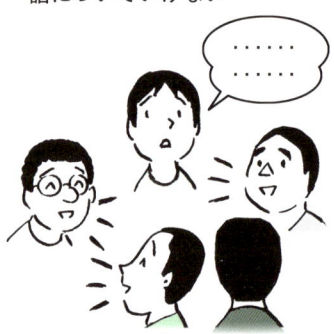

さっき言われたことを忘れてしまう

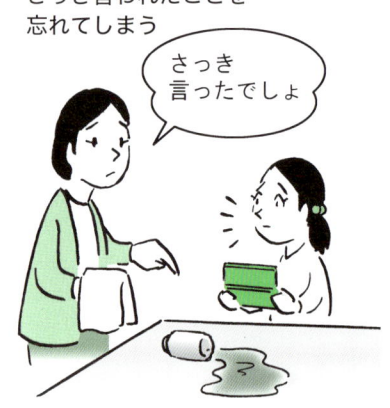

同じ間違いを繰り返す

課題を最後までやり遂げることができない

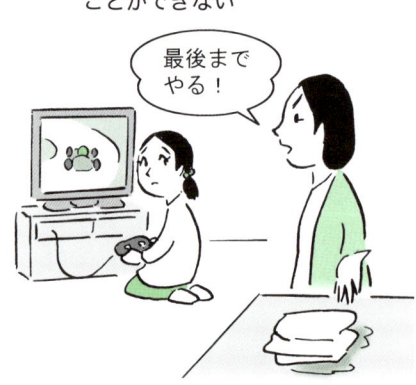

物事を段取りよく話せない

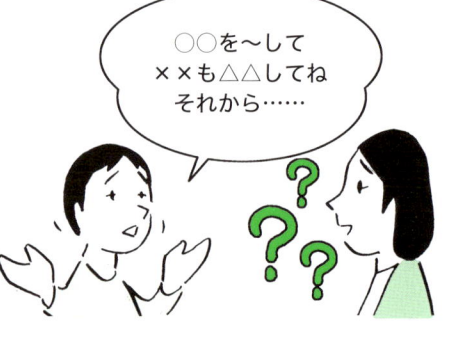

【子どもへの接し方】

- 環境刺激を少なくする（戸を閉めたり，人を少なくしたり，テレビを消したり）
- 5～7秒以内のキーワードで指示をする
- 1つ，1つ指示する
- 急かさない
- 何でも書き出す
- 何事もオウム返しに言い返す

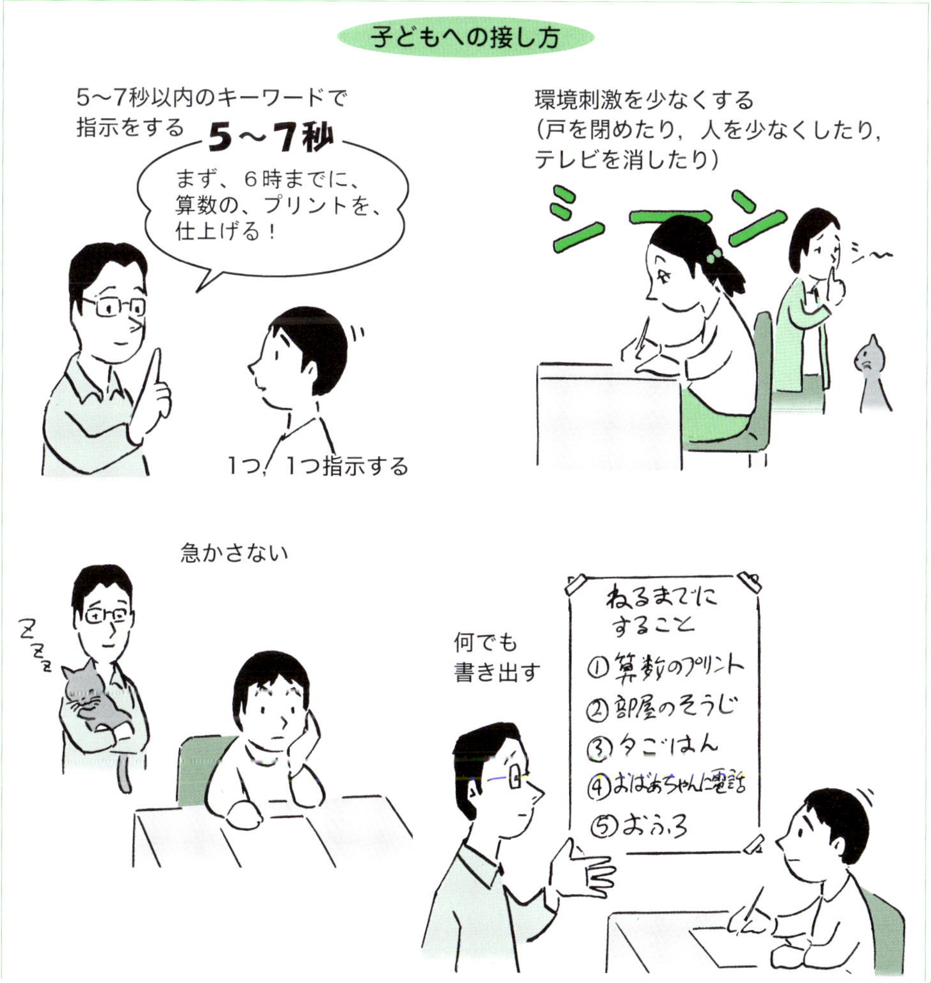

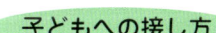

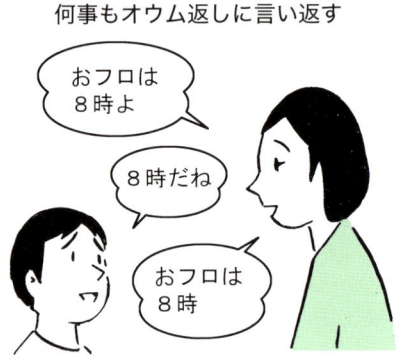

何事もオウム返しに言い返す

【子どもへの指導】
・姿勢を正す
・ストレッチや腹式呼吸をする
・体が勝手に動くように，繰り返し行う
・作業記憶を鍛える
・終わった課題は片づける
・丸暗記より経験が大切であることを理解する
・五感を使って学ぶ

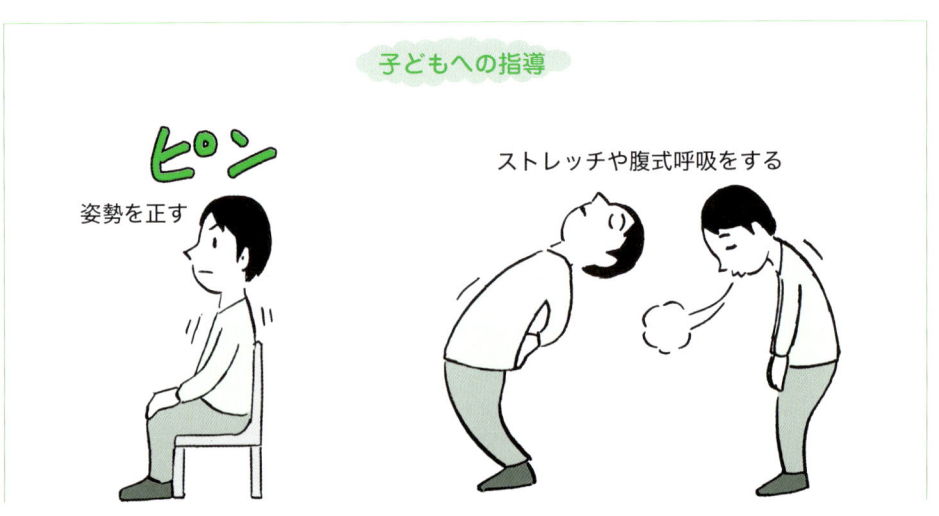

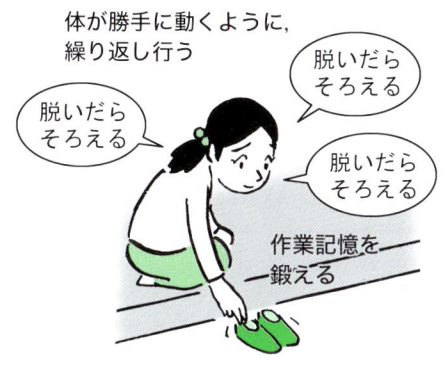
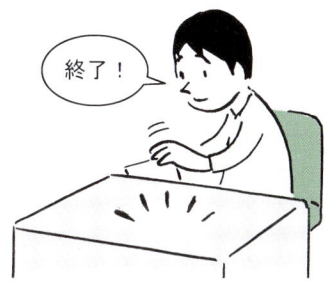
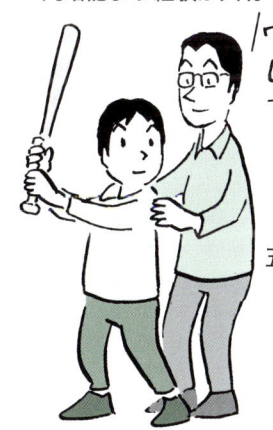

6．コミュニケーションが苦手（言葉の遅れなど）

【症状・サイン】
- 話し相手と焦点が合わない
- 人の話を理解できない
- 語彙が極端に少ない
- 相手の意図をくみ取ることができない
- 文字が読めない
- 文字が書けない
- 本人は流暢に話しているようでも，何を話しているのか周囲は理解できない

症状・サイン

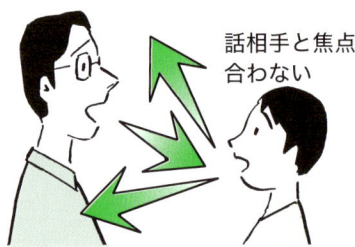
話相手と焦点が合わない

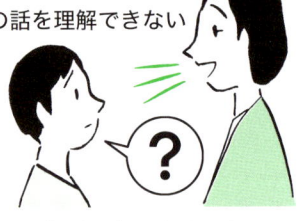
人の話を理解できない
相手の意図をくみ取ることができない

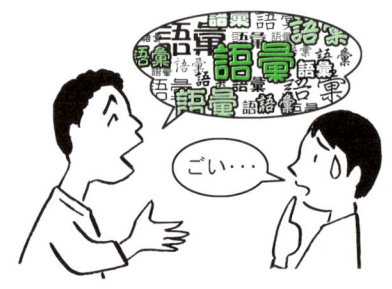
語彙が極端に少ない

文字が読めない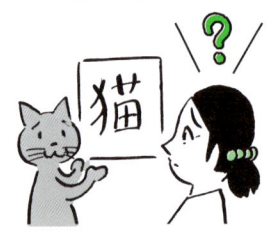

文字が書けない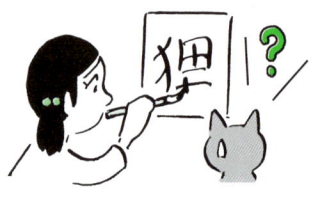

本人は流暢に話しているようでも，何を話しているのか周囲は理解できない

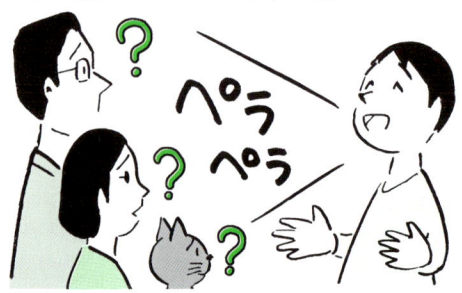

【子どもへの接し方】
・こちらから視野の中に入る
・身振り・手振りを交えて話す（ジェスチャー）
・目の前でやってみせる（モデリング）
・できるだけ体に触れてコミュニケーションをとる
・環境の構造化を行う（本人にわかりやすい環境を整える）

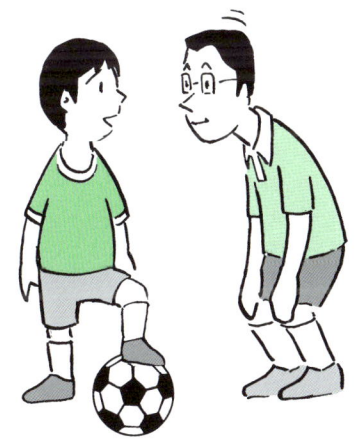

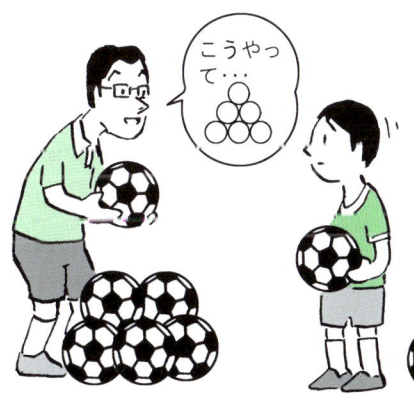

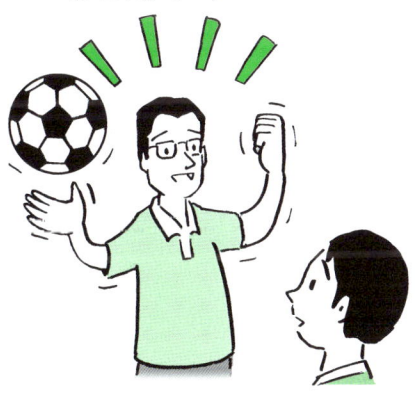

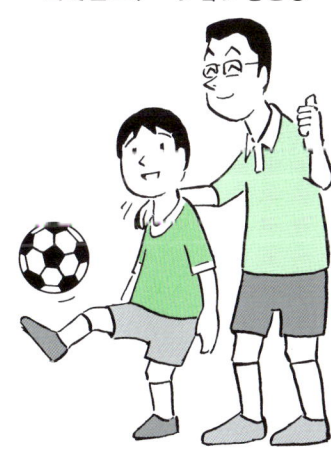

子どもへの接し方

こちらから視野の中に入る

身振り・手振りを交えて話す（ジェスチャー）

目の前でやってみせる（モデリング）

こうやって…

できるだけ体に触れてコミュニケーションをとる

環境の構造化を行う（本人にわかりやすい環境を整える）

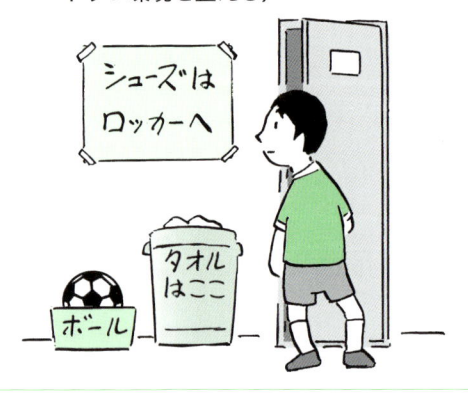

【子どもへの指導】
・信頼できる第三者をつくる
・言葉以外のコミュニケーション法を見つける
・自分はコミュニケーションが苦手であるが，悪気はないことを周囲に伝える

子どもへの指導

信頼できる第三者を作る

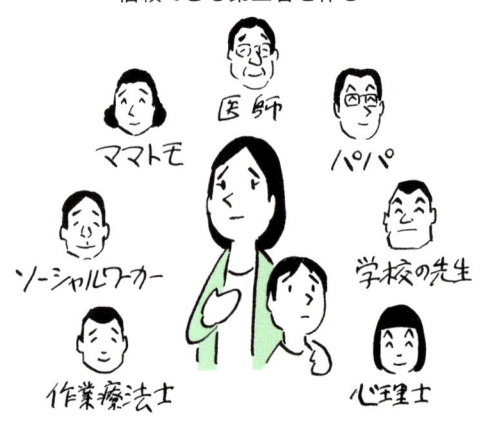

ママトモ　医師　パパ
ソーシャルワーカー　学校の先生
作業療法士　心理士

言葉以外のコミュニケーション法を見つける

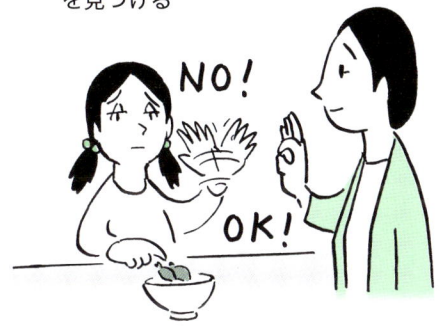

自分はコミュニケーションが苦手であるが、悪気はないことを周囲に伝える

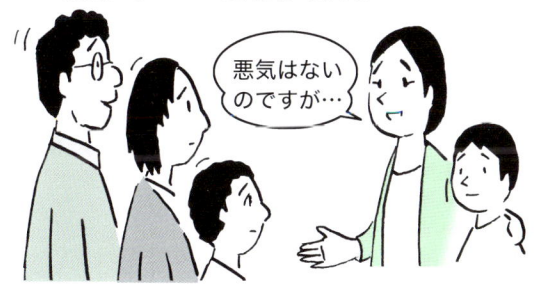

7．思考の柔軟性に欠ける，こだわりが強い（遂行（実行）機能障害）

【症状・サイン】
- 1つのことにこだわってしまい，次の作業に進むことができない
- 物事の優先順位を決められない
- 同じことを何回も言って，考えを変えようとしない
- 予期できないことが起こると，混乱してパニックになってしまう
- 必要に応じて，間違いを修正し，計画を変更することができない
- 2つ以上の作業を同時並行で行うことができない
- 1度言われたことにこだわり，行動を修正しようとしない
- 物事を段取りよく進めることができない

症状・サイン

1つのことにこだわってしまい，次の作業に進むことができない

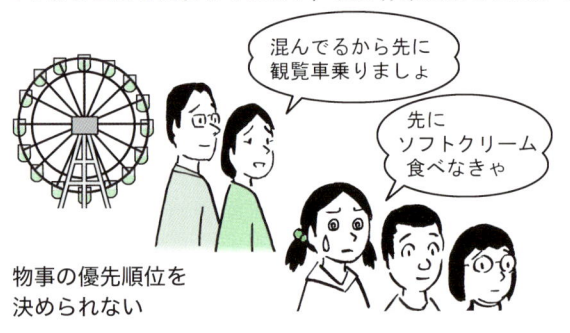

- 混んでるから先に観覧車乗りましょ
- 先にソフトクリーム食べなきゃ

物事の優先順位を決められない

同じことを何回も言って，考えを変えようとしない

- 観覧車に乗ってる間にすくかもしれないし…
- ソフトクリーム
- ソフトクリーム
- ソフトクリーム
- ソフトクリーム

予期できないことが起こると，混乱してパニックになってしまう

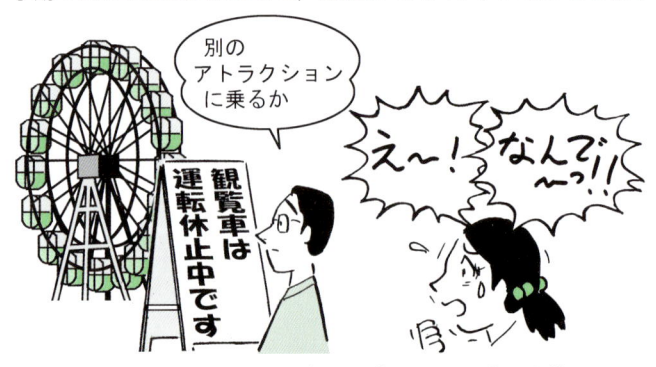

- 別のアトラクションに乗るか
- 観覧車は運転休止中です
- え〜！なんで〜っ!!

必要に応じて，間違いを修正し，計画を変更することができない

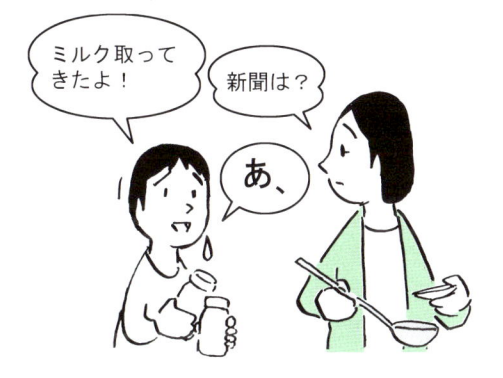

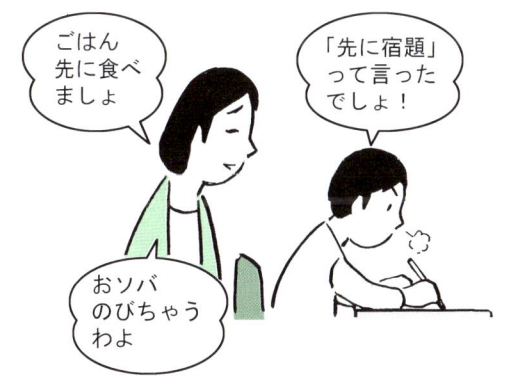

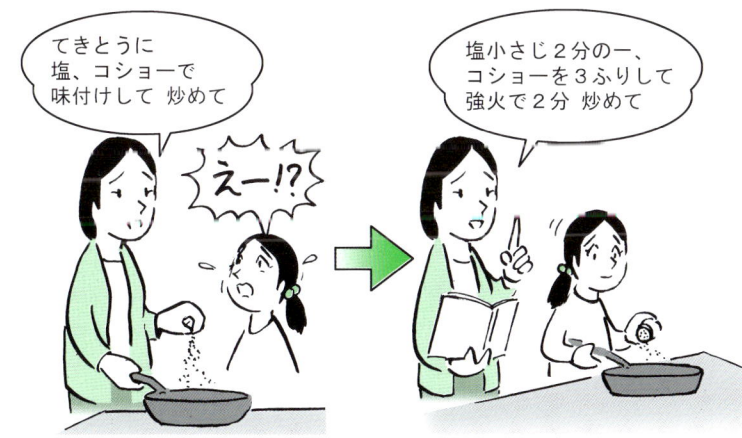

【子どもへの接し方】
- あいまいな指示は避け，具体的かつ要領を得た言葉を使う
- いつ，どこで，誰が，何を，どのように，そしてその結果どうなるのかといったことを，具体的に指示する
- 予定に見通しを与える
- その日に行うべきことを箇条書きにする
- 本人の意思をできるかぎり尊重する
- なるべく予定の変更をしない
- 食卓の横にカレンダーを張る

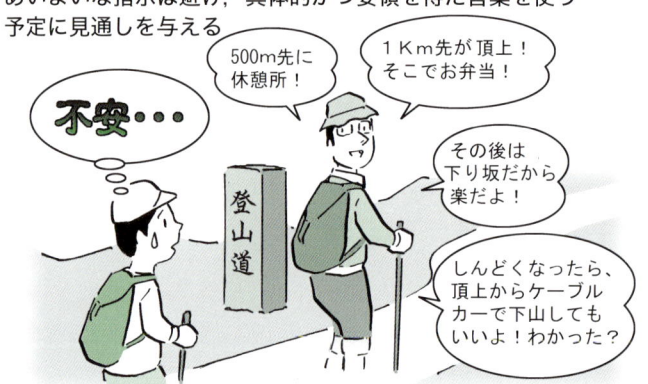

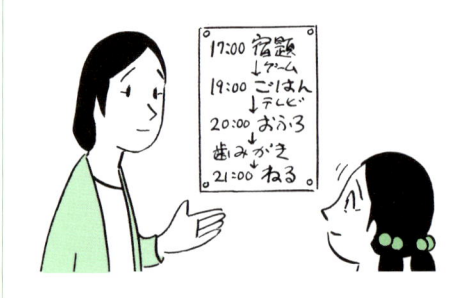

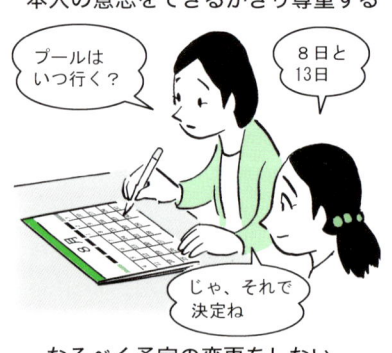

子どもへの接し方

あいまいな指示は避け，具体的かつ要領を得た言葉を使う
予定に見通しを与える

「500m先に休憩所！」
「1Km先が頂上！そこでお弁当！」
「その後は下り坂だから楽だよ！」
「しんどくなったら、頂上からケーブルカーで下山してもいいよ！わかった？」
（不安…）
登山道

いつ，どこで，誰が，何を，どのように，
そしてその結果どうなるのかといったことを，具体的に指示する

その日に行うべきことを箇条書きにする

17:00 宿題
　↓ゲーム
19:00 ごはん
　↓テレビ
20:00 おふろ
　↓
　歯みがき
21:00 ねる

本人の意思をできるかぎり尊重する

「プールはいつ行く？」
「8日と13日」
「じゃ、それで決定ね」

なるべく予定の変更をしない

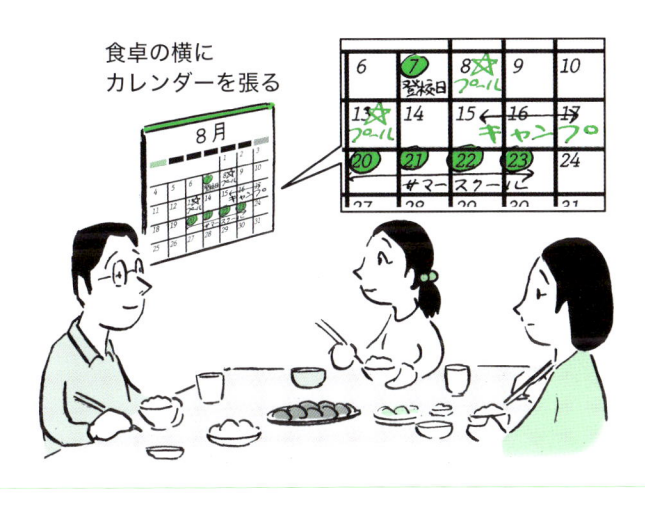

食卓の横に
カレンダーを張る

【子どもへの指導】
・何でも具体的に書き出す
・時間に余裕を持って計画を立てる
・頻繁に立ち止まり，そのつど確認する
・周囲の人に質問する癖をつける

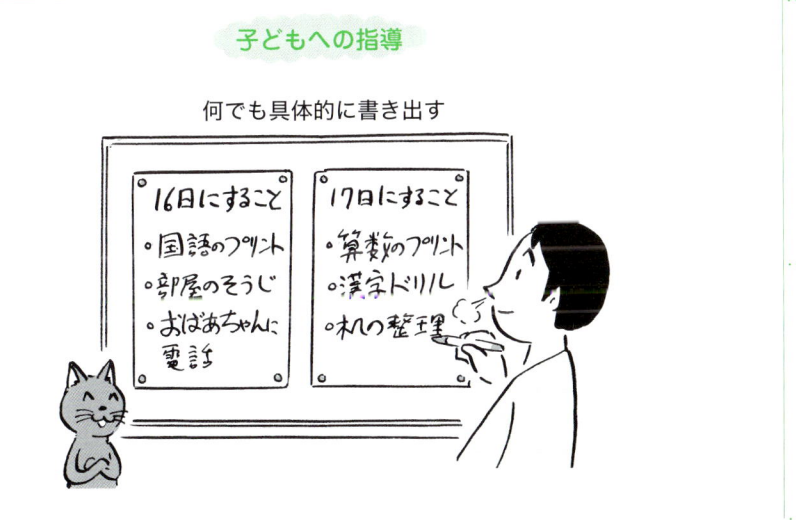

子どもへの指導

何でも具体的に書き出す

時間に余裕を持って計画を立てる

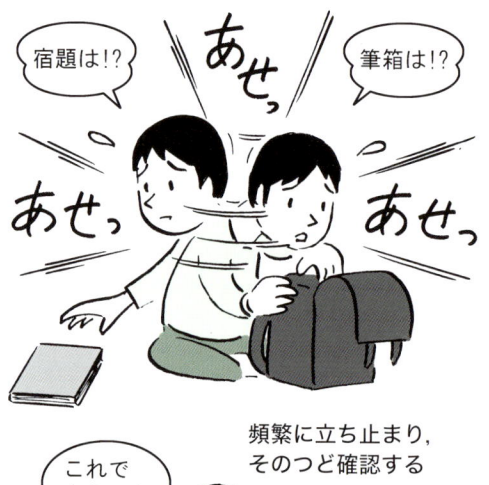

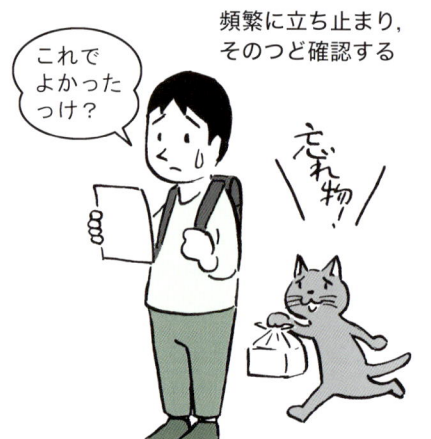

宿題は!?　筆箱は!?
あせっ　あせっ　あせっ

頻繁に立ち止まり，そのつど確認する

これでよかったっけ？

忘れ物！

周囲の人に質問するクセをつける

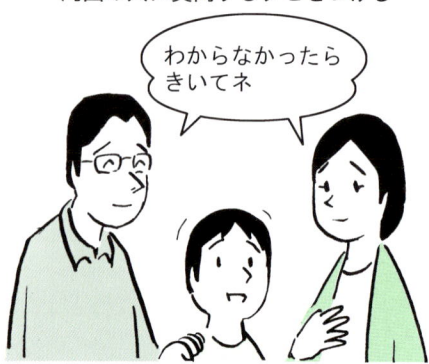

わからなかったらきいてネ

8．友だちをつくるのが難しい（社会性の欠如）

【症状・サイン】
- 人と視線を合わせようとしない
- こちらが挨拶をしても，まったく反応がない
- 独り言が多い
- 他者との適切な距離感が保てない
- 緊張が高く，他者を寄せつけない

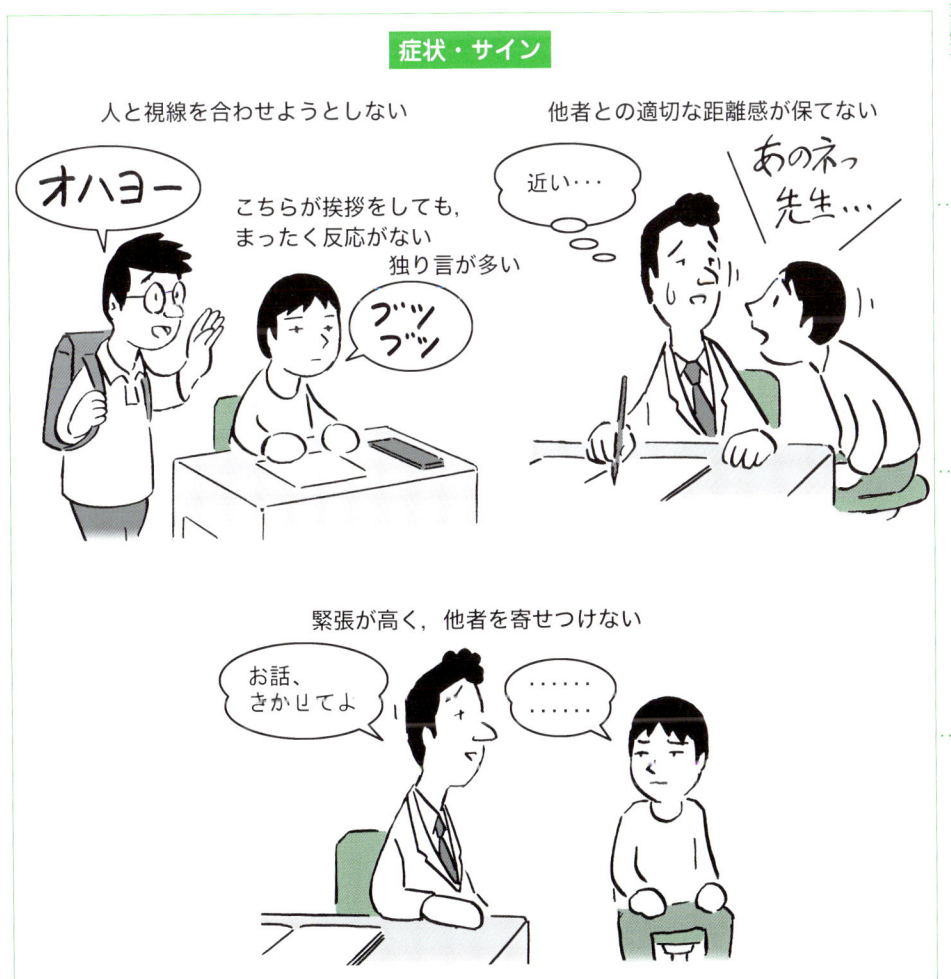

【対応法】
- 無理にかまわず，放っておいてあげる
- 周囲が適切な距離感をとってあげる
- 過剰に期待しない
- 無理強いせず，本人の意思を尊重してあげる
- 本人のできないことではなく，できることに目を向ける
- できないことを叱るのではなく，できることを褒める

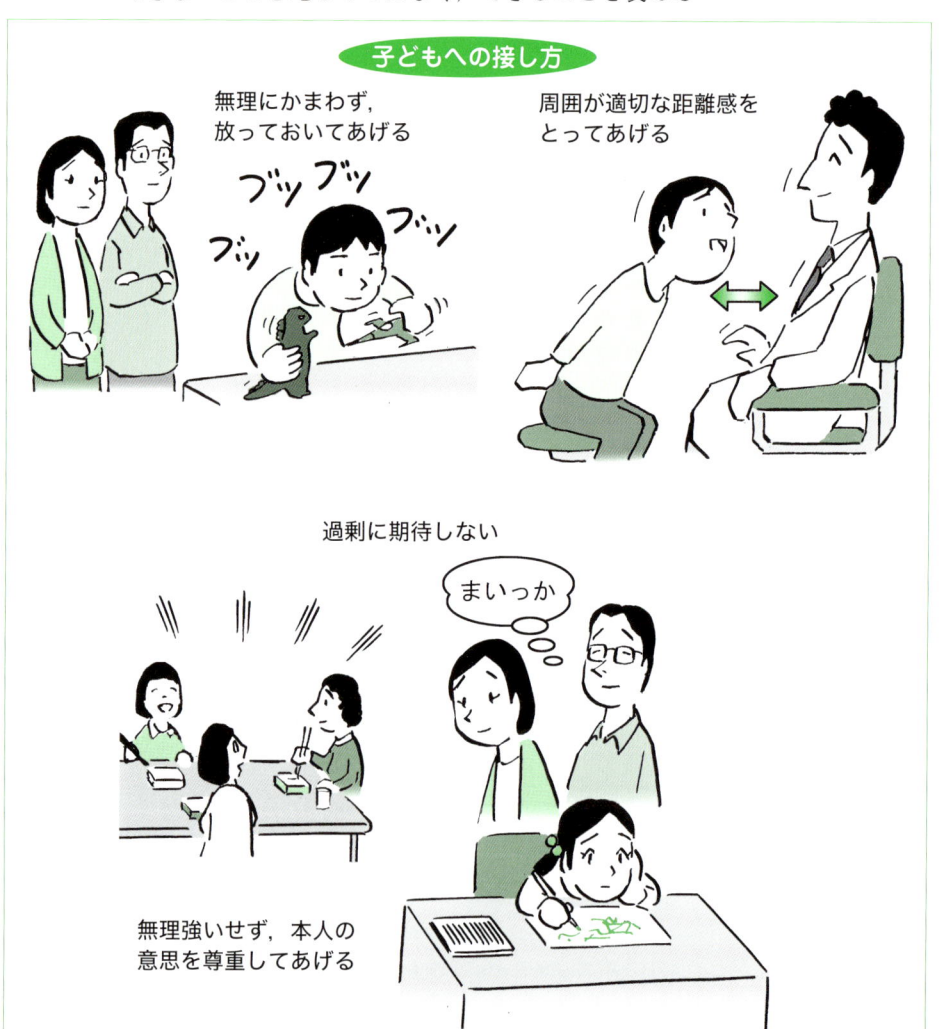

子どもへの接し方

無理にかまわず，放っておいてあげる

周囲が適切な距離感をとってあげる

過剰に期待しない

無理強いせず，本人の意思を尊重してあげる

本人のできないことではなく，できることに目を向ける

不得意 / **得意**

できないことを叱るのではなく，できることを褒める

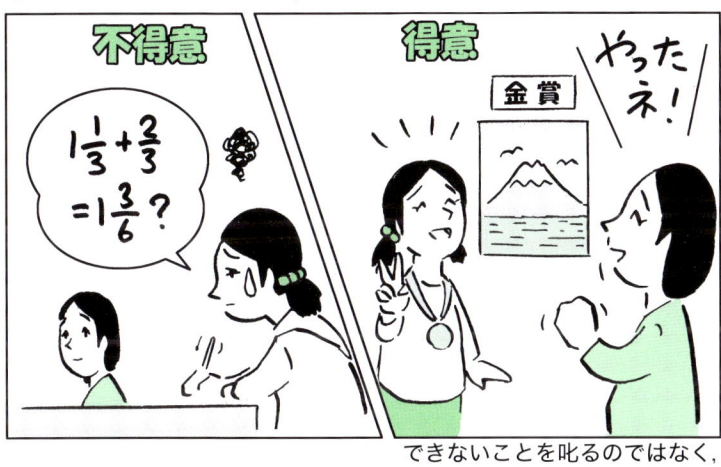

【子どもへの指導】
・信頼できる第三者（支援者）を作る
・ルールを守ろう
・調子が悪い時は，周囲にそれを伝える癖をつける
・わからない時は質問をする

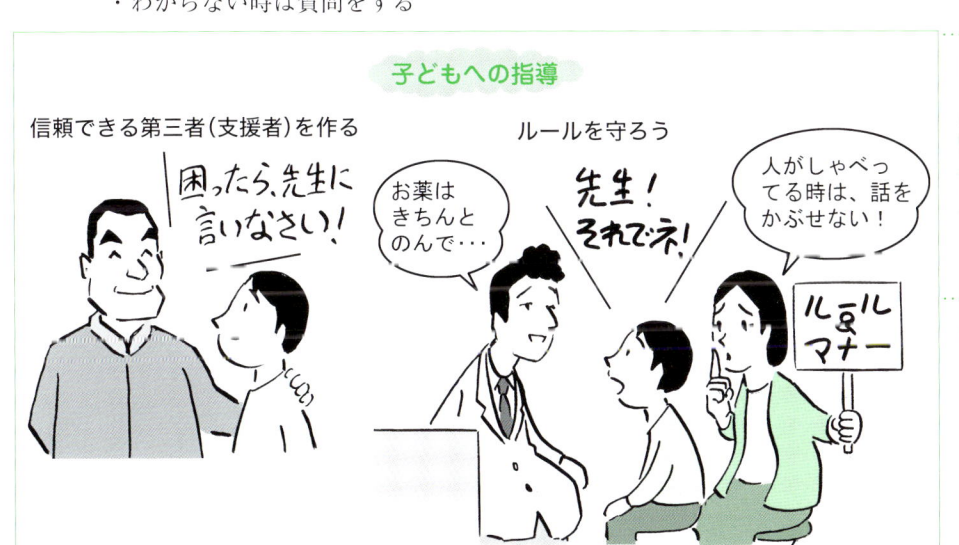

子どもへの指導

信頼できる第三者（支援者）を作る　　ルールを守ろう

調子が悪い時は，周囲にそれを伝えるクセをつける

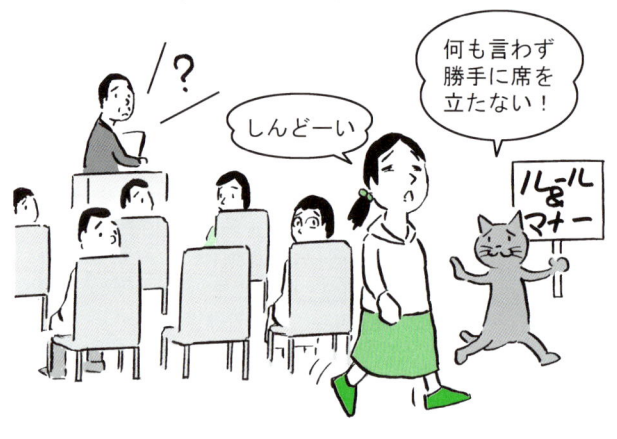

わからない時は質問をする

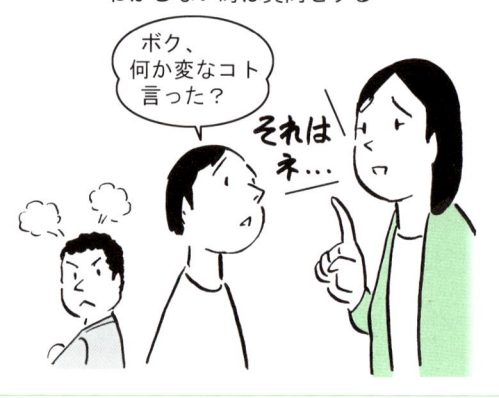

Part 3 発達の検査

1 粗大運動（ABMS-C，ABMS-CT）

　人は新生児期から日々，成長，成熟，発達を重ね，身体的・知的・精神的な各機能を統合しながら運動発達します．運動発達には，寝返る，這う，座る，つかまり立ち，立つ，歩くなどの粗大運動と，手指を握る，手を伸ばして玩具をつかむ，玩具を左右に持ち替えるなどの手の巧緻運動が含まれます．これらの運動発達の評価としては，各運動が可能となった月齢・年齢などの時間的尺度と各運動の安定度や運動パターンなどの質的分析があります．

　筆者らは，日常の診療において，医師および他のメディカルスタッフが，乳幼児の粗大運動の達成度を簡便に評価する方法として，小児基本動作スケール（Ability for Basic Movement Scale for Children：ABMS-C）（図1）と小児基本動作スケール・タイプT（Ability for Basic Movement Scale for Children TypeT：ABMS-CT）（図2）を開発しました．

1．小児基本動作スケール（Ability for Basic Movement Scale for Children：ABMS-C）

　ABMS-Cの評価項目は「頸部保持」「座位保持」「平面移動」「立位保持」「歩行」の5項目で，それぞれを0，1，2，3の4段階のグレードで評価します．各項目とも，乳幼児がその時点で発揮できる最大限の能力によって評価点をつけます．例えば「平面移動」において，四つばい・背ばいができなくても，殿部を上げての膝ばいが可能であれば，「平面移動」のグレードは3となります．

2．小児基本動作スケール・タイプT（図2）（Ability for Basic Movement Scale for Children type T：ABMS-CT）

　ABMS-CTの評価項目は「口腔顔面」「手先」「片足」「両足」「階段」

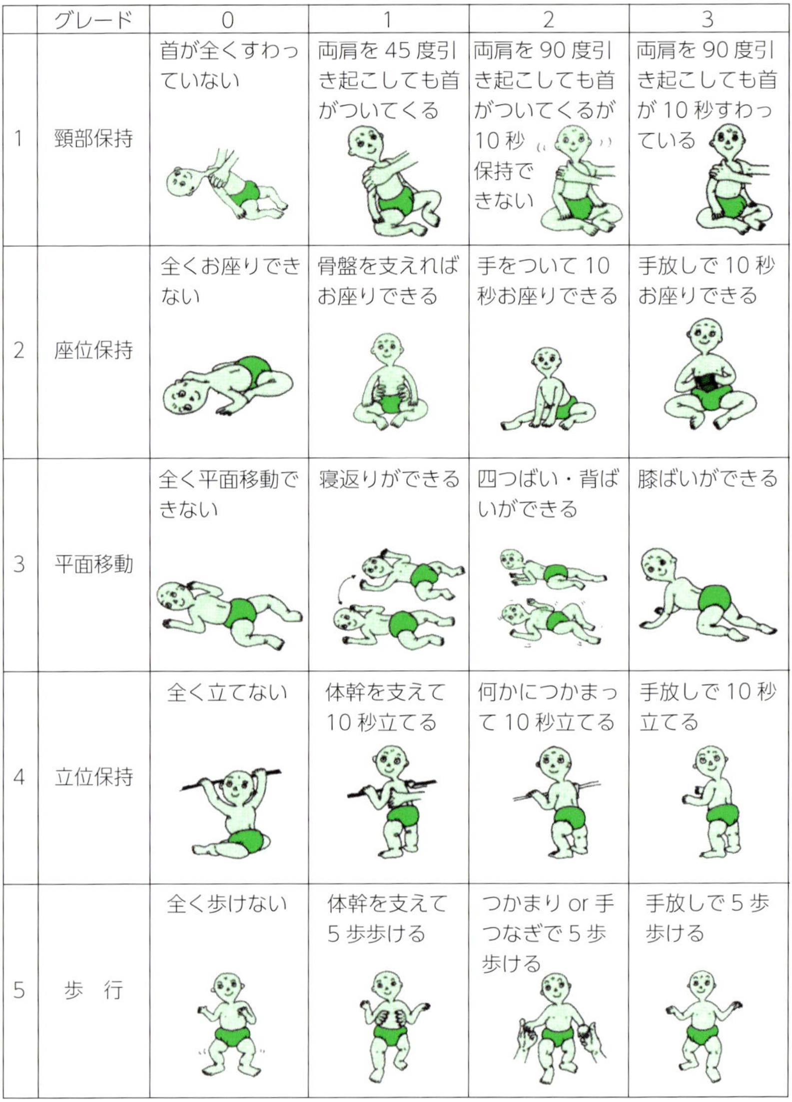

	グレード	0	1	2	3
1	頸部保持	首が全くすわっていない	両肩を45度引き起こしても首がついてくる	両肩を90度引き起こしても首がついてくるが10秒保持できない	両肩を90度引き起こしても首が10秒すわっている
2	座位保持	全くお座りできない	骨盤を支えればお座りできる	手をついて10秒お座りできる	手放しで10秒お座りできる
3	平面移動	全く平面移動できない	寝返りができる	四つばい・背ばいができる	膝ばいができる
4	立位保持	全く立てない	体幹を支えて10秒立てる	何かにつかまって10秒立てる	手放しで10秒立てる
5	歩行	全く歩けない	体幹を支えて5歩歩ける	つかまりor手つなぎで5歩歩ける	手放しで5歩歩ける

図1 小児基本動作スケール（ABMS-C）

（Miyamura K, Hashimoto K, Honda M. Validity and reliability of Ability for Basic Movement Scale for Children（ABMS-C）in disabled pediatric patients. Brain Dev 2011；33：508-511 より日本語訳）

グレード	0	1	2	3
口腔顔面	唇を指示通りに動かすことができない 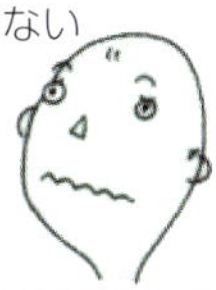	舌をまっすぐ前に出せる 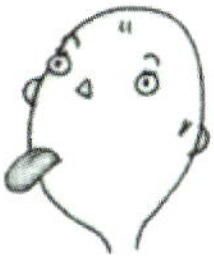	唇をとがらせることができる 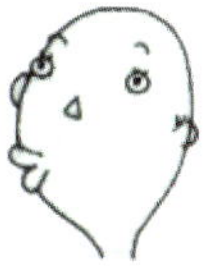	頬を左右交互にふくらませることができる 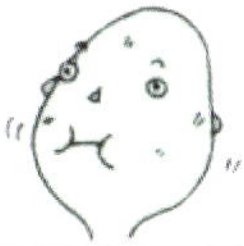
手先	指を指示通りに動かすことができない 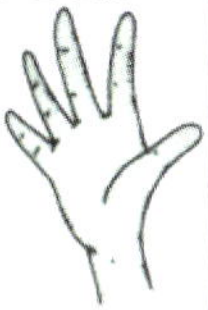	指を1本出すことができる 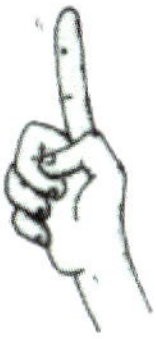	指を2本出すことができる 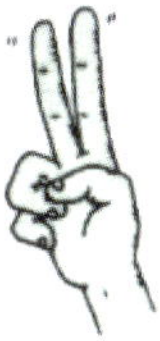	指を1本ずつ折り曲げることができる 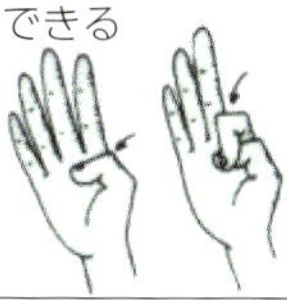
片足	片足で立てない 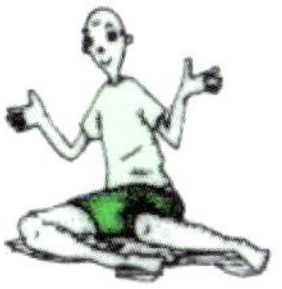	片足で5秒未満立つことができる 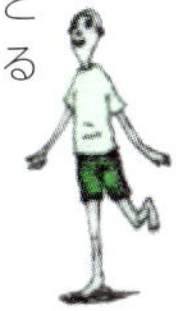	片足で5秒以上立つことができる 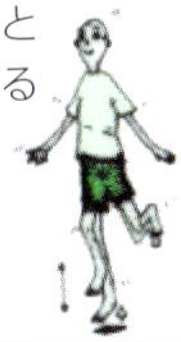	片足でケンケンができる 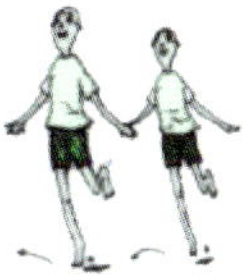
両足	両足で1秒以上つま先立ちができない 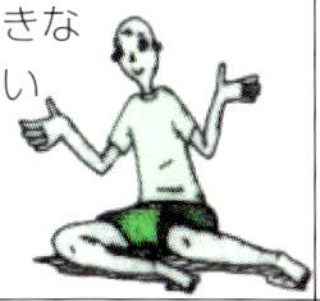	両足で1秒以上つま先立ちができる 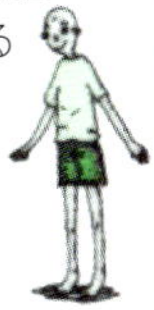	両足をそろえて前へジャンプができる 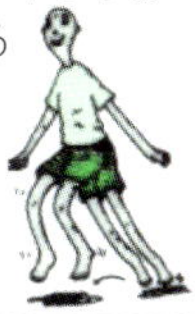	スキップができる 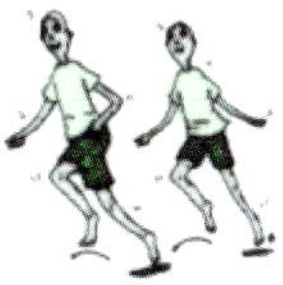
階段	階段を登ることができない 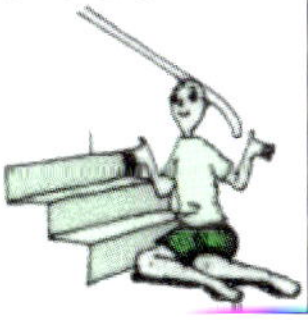	手すりを使って二足一段で階段を登ることができる 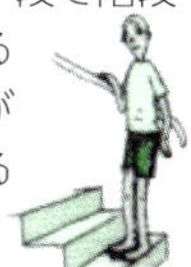	手すりを使って一足一段で階段を登ることができる 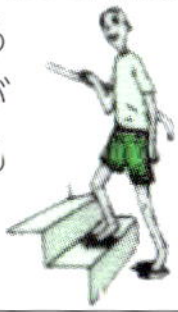	手放しで一足一段で階段を登ることができる 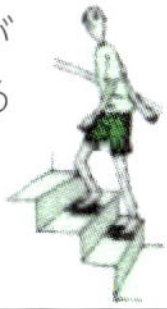

図2　小児基本動作スケール・タイプT（ABMS-CT）

(Hashimoto K, Miyamura K, Handa M. Evaluation of Ability for Basic Movement Scale for Children type T（ABMS-CT）for disabled children. Brain Dev 2012；34：349-353 より日本語訳)

の5項目で，それぞれを0，1，2，3の4段階のグレードで評価します．各項目とも乳幼児がその時点で発揮できる最大限の能力によって評価点をつけます．例えば「片足」において，片足で5秒以上立つことができなくても，片足でケンケンができれば，「片足」のグレードは3となります．

2 新版K式発達検査

「新版K式発達検査」は，京都市児童院（1931年設立，現京都市児童福祉センター）で開発され標準化された検査で，1983年に「新版K式発達検査増補版」が刊行され，さらに，2001年に「新版K式発達検査2001」が刊行されています．

　この検査は，乳幼児や児童の発達の状態を，精神活動の諸側面にわたって捉えることができるように作成されています．発達の精密な観察を行い，精神発達のさまざまな側面について，全般的な進みや遅れ，バランスの崩れなど発達の全体像を捉えるための検査であって，発達スクリーニングを目的としたものではありません．

　この検査では，「姿勢・運動」（P-M），「認知・適応」（C-A），「言語・社会」（L-S）の3領域について評価します．年齢は0カ月～大人まで対応可能ですが，3歳以上では「認知・適応」面，「言語・社会」面に，検査の重点を置いています．

【姿勢・運動】
　仰向け姿勢やお座り，腹ばい，立位を中心とした粗大運動の検査項目で構成されています．

【認知・適応】
　ものの操作や，手先の器用さなどの微細運動，視覚認知が関わる検査項目で構成されています．

【言語・社会】
　言葉の理解，言葉の表出といった言語能力だけでなく，対人反応，自発遊びも含めた検査項目で構成されています．

　新版K式発達検査2001は年齢により標準偏差（SD）が異なっており，10歳以下の場合はSD10前後，10歳以上となると，SD15～22と大きくなり，18歳以上の部分では，SD18程度となっています．これを単純に当

てはめると，100 − 18 × 2 = 64 となり，18 歳以上では発達指数（DQ）64 以下が発達遅滞となります．反対に 10 歳以下は，DQ 80 以下が発達遅滞となります．

3 DENVER Ⅱ（デンバーⅡ発達スクリーニング検査）

　Denver Developmental Screening Test（図 3）は，1960 年代にアメリカの Frankenburg らによって開発された早期スクリーニングのための発達判定法で，1989 年に改訂版 DENVER Ⅱ を発表され，現在では世界標準として，多くの国・地域で使用されています．本法は，子どもを日常診ている専門家が，個々の乳幼児の相対的な発達の遅れと早さを，簡便に評価できます．日本では，日本小児保健協会が本法の日本人乳幼児の標準化を完了し，2009 年に『DENVER Ⅱ―デンバー発達判定法』が出版されています．適用年齢は 0 カ月〜6 歳までです．

　DENVER Ⅱは，以下の 4 つの領域に分けられた 122 の課題あるいは項目から構成されています（図 3）．

【個人―社会】
　他の人々と協調，自立できる能力（24 調査項目）

【微細運動―適応】
　目と手の協調運動や小さいものの取り扱い，問題解決の能力（29 調査項目）

【言語】
　言語を聞き，理解し，使用する能力（37 調査項目）

【粗大運動】
　座ったり，歩いたり，跳んだり，体全体の大きい筋肉運動能力（32 調査項目）

　個々の判定項目（調査項目）の判断は，「進んでいる」「正常」「要注意」「遅れ」の 4 種類であり，DENVER Ⅱの各項目の結果は次のように判定されます．

　正常：遅れが 1 つもなく，要注意が 1 項目以下である場合
　疑い：2 つ以上の要注意，および/または 1 つ以上の遅れがある場合
　判定不能：年齢線より完全に左側にある項目，あるいは，75 〜 90％の間

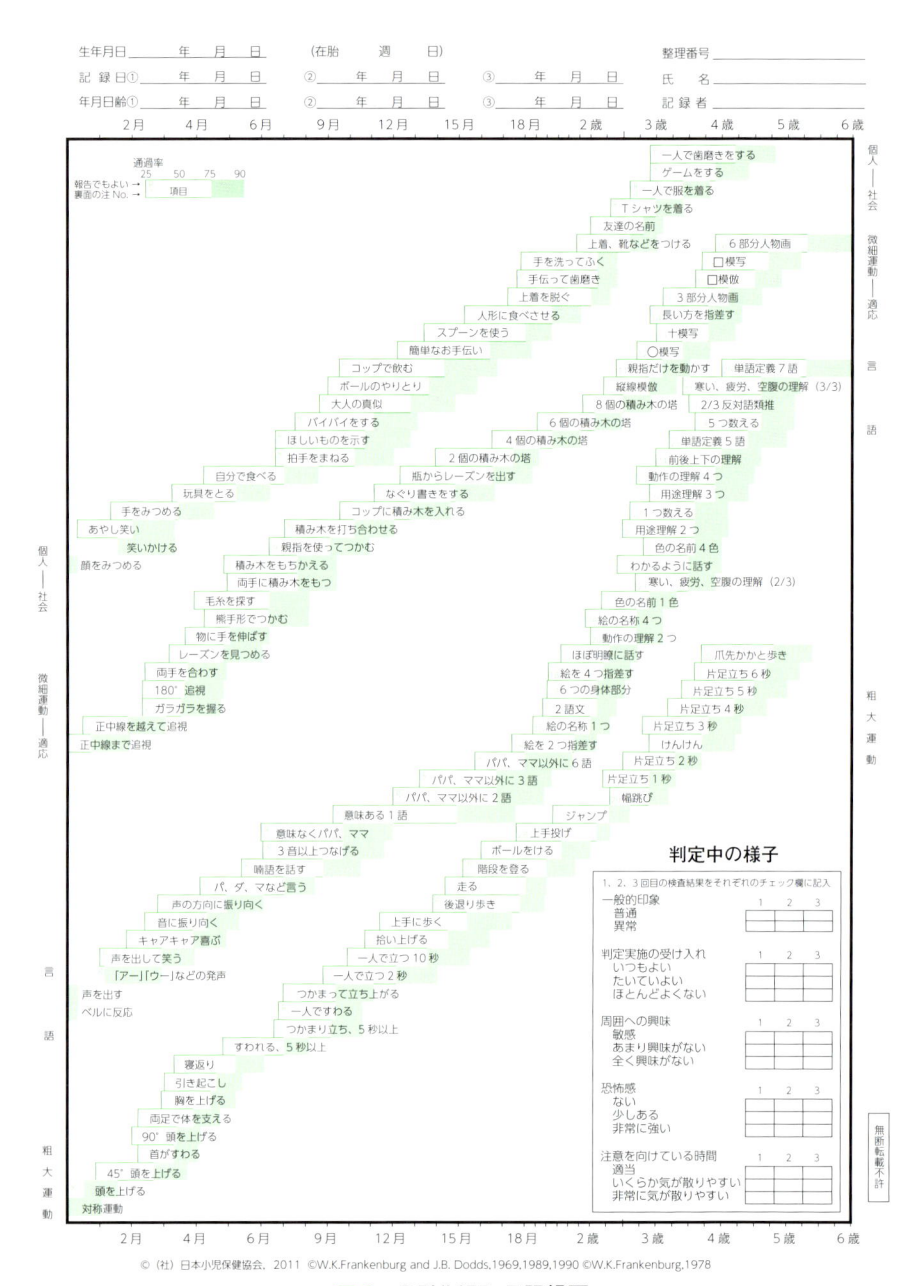

図3　DENVER Ⅱ 記録票

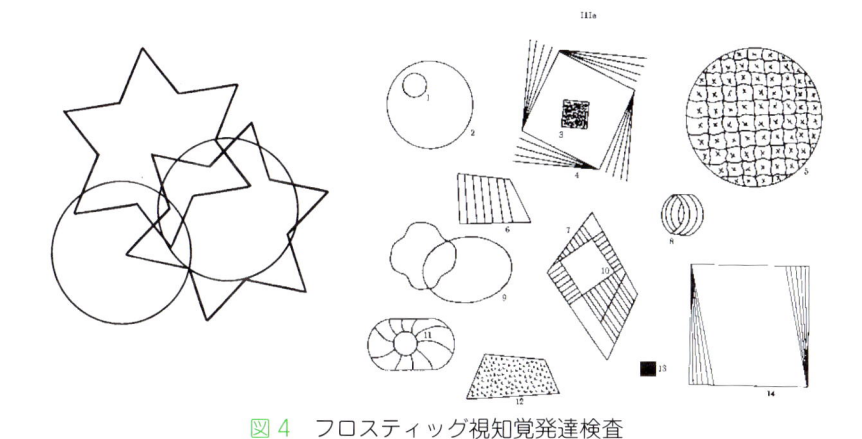

図4 フロスティッグ視知覚発達検査

に年齢線がある項目のうち，1つ以上拒否があるとき．

DENVER Ⅱは子どもの発達に問題があるかどうか，発達のどの部分が遅れているかのスクリーニングを大まかに行う検査であり，発達障害の程度を調べるものではないことを支援者は理解しなければならない．

4 フロスティッグ視知覚発達検査（図4）
（Developmental Test of Visual Perception）

保育所，幼稚園，小学校低学年の子どもの視知覚上の問題点（注意集中力，空間認知，眼球運動，協調運動）を発見し，適切な訓練を行うための検査です．問題行動，ろう，難聴，脳性小児まひ，知的障害，情緒障害，学習障害などの子どもにも実施できます．適用年齢は，4〜7歳11カ月で，個別，集団いずれの方法でも行うことができます．下記の5つの視知覚技能を測定します．

換算表を用いて，各下位検査について知覚年齢（PA）を，5つの評価点（SS）の合計から知覚指数（PQ）を，それぞれ求めることができます．

フロスティッグ視知覚発達検査は，視知覚認知の発達を把握するのに有用な検査ですが，言語理解や実行機能の問題のある症例では，必ずしも，視知覚認知機能を評価できないことに留意する必要があります．

（検査Ⅰ）視覚と運動の協応：いろいろな幅の2本の平行線の間を絵から絵まで平行線に触れないように線で結ぶ課題です．
　（検査Ⅱ）図形と素地：数ある図形の中から，指定された形のみ色鉛筆でふちどりする課題です．
　（検査Ⅲ）形の恒常性：さまざまな図形の大きさ，線の濃淡，位置からなる図形から，指定された形をすべてふちどる課題です．例えば，さまざまな図形の中で円と正方形に印をつけるといった課題が出されます．
　（検査Ⅳ）空間における位置：並んで提示されている図形の中で，反転しているものや回転しているものを選ぶ検査です．それには，日常目にふれる事物（いす，月，花など）の略画が用いられています．
　（検査Ⅴ）空間関係：ページの左側に印刷してある線とまったく同じ線を右半分に描く課題です．

5　乳幼児発達スケール（KIDS）

　1989年，全国38都道府県の乳幼児約6,000名によって標準化された検査です．乳幼児の自然な行動全般に関する117〜282項目からなる質問について，乳幼児の日頃の行動に照らして○×で回答します．乳幼児の日常的な行動から発達を診断することができるため，場所・時間の制限を受けずにすぐに行うことができます．他の知能検査などの補助検査としても活用することができます．
　検査領域は，以下の9項目で，検査領域ごとに○の数を集計して，手引きの換算表から発達年齢を求めます．領域別発達プロフィール，領域別発達年齢・総合発達年齢，領域別発達指数・総合発達指数などを求めることができます．
　対象年齢は，0歳1カ月〜6歳11カ月で，検査用紙は年齢区分や発達遅滞の有無に応じて数種類のタイプが用意されています．
　KIDSの利点はいつでも誰でもどこでも記入できるところですが，記入者の主観が入りやすい点や一部質問項目が抽象的であるなどの問題があります．
　1．**運動**：体全体の大きな動き（質問の例：ブランコに立ち乗りできる）
　2．**操作**：手指などの意図的な動き（質問の例：積み木を2つ積み重

3．理解言語：言葉の理解（質問の例：『ちょうだい』と言うと手に持っている物をくれる）
4．表出言語：話すことのできる言葉（質問の例：代名詞を使う（ここ，あれ，あっちなど））
5．概念：状況依存によらない言語的理解（質問の例：『浅い・深い』がわかる）
6．対子ども社会性：友だちとの協調行動（質問の例：かくれんぼで見つからないようにする）
7．対成人社会性：大人との関係，特に親子関係（質問の例：自分にできない工作など，親に作れとせがむ）
8．しつけ：社会生活における基本的なルール（質問の例：自分で自分の口元をふこうとする）
9．食事：衛生感覚や食事の基本的なルール（質問の例：『マンマ』などと言って空腹を知らせる）

6 田中ビネー式知能検査

　田中ビネー式知能検査は，心理学者の田中寛一がフランスのビネーが開発したビネー式知能検査（ビネー法）を基にアメリカのターマンらが作成した新スタンフォード改定案を日本人に適したものにして1947年に出版した日本のビネー式知能検査の一種です．1954年，1970年，1987年と改定され，現行のものは2005年に田中ビネー知能検査Ⅴとして出版されています．ビネー法は精神年齢と生活年齢との比で求められる知能指数（比率IQ）を算出することを特徴としていますが，最新版である田中ビネー知能検査Ⅴからは，14歳以上の被検者には精神年齢を算出せず，評価の基準として偏差値知能指数（DIQ）だけを求めるようになっています．適用年齢は2歳〜成人です．

　問題は，言語，動作，記憶，数量，知覚，推理，構成などさまざまな内容から成っています．1歳〜13歳までの問題（1〜3歳級は12問ずつ，4〜13歳級は6問ずつ，計96問），成人の問題（17問）が易しいものから難しいものの順に配列されています（年齢尺度）．

検査の基本原則を下記に記します．
①子ども（被検査者）の生活年齢と等しい級から開始する．
②1つでも合格できない問題があったら下の年齢級へ下がって，全問題を合格する（不合格問題が1つもない）年齢級まで行う．
③全問を合格できたら，上の年齢級に進み，全問が不合格となる（合格問題が1つもない）年齢級まで順次行っていく（13歳級の問題を1問でも合格した場合は，成人級を実施する）．

生活年齢（CA）と精神年齢（MA）を求め，知能指数を算出することができます．

知能指数（IQ）＝精神年齢（MA）/生活年齢（CA）× 100（小数点以下は四捨五入）

　田中ビネー式知能検査の良い点は，子どもの特性に合わせて課題の順番をアレンジして精神年齢を求めることができることです．一方で，その子が言語が得意なのか，空間認知が得意なのかといった下位項目の検討ができないのが欠点でしょうか．

7　WISC-Ⅳ知能検査（図5）
(Wechsler Intelligence Scale for Children-Fourth Edition)

　WISC知能検査は子ども向けの知能検査の代表的なもので，世界で広く使われています．全部で15の下位検査（10の基本検査および5の補助検査）で構成されていて，10の基本検査を実施することで，全体的な認知能力をあらわす全検査IQ（FSIQ；Full Scale IQ）と，4つの指標得点が算出されます．それらの合成得点から，子どもの知的発達の様相を多面的に把握できます．

　対象年齢は5歳0カ月〜16歳11カ月の子どもです．

　全検査IQは補助検査を除いた10検査の評価点合計から算出します．

【言語理解指標（Verbal Comprehension Index；VCI）の下位検査】

　類似：共通のもの，あるいは，共通の概念をあらわす言葉を列挙し，それらがどのように類似しているかを説明させます（例：「りんご」と「バナナ」はどんなところが同じですか？）．

　単語：絵の課題では，子どもに問題冊子の絵を提示して，その名称を答えさせます．語の課題では，子どもに単語を提示しつつ言葉を読み上げて

図5 日本版WISC-Ⅳ

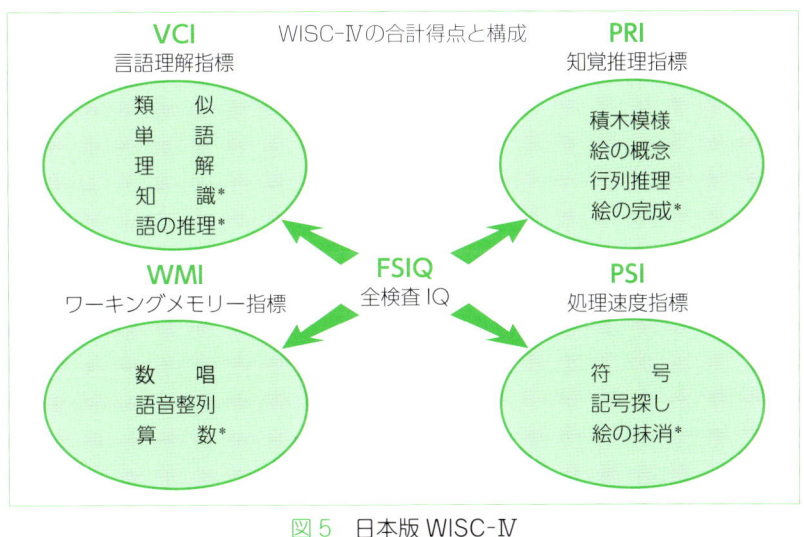

*は補助検査．全検査IQは補助検査を除く10検査の評価点合計から算出する．
（日本版WISC-Ⅳ実施・採点マニュアルより転載．2010 NCS Pearson, Inc.）

その意味を答えさせます（例：「くるま」とはなんですか？）．

理解：日常的な問題の解決や社会的ルールなどについての理解に関する一連の質問をして，それに口頭で答えさせます（例：朝，顔を洗うのはなぜですか？）．

【知覚推理指標（Perceptual Reasoning Index：PRI）の下位項目】

積み木模様：モデルとなる模様（積み木または図版）を提示し，同じ模様を求められた数の積み木を用いて制限時間内につくらせます（例：同じ模様をできるだけ早く作ってください）．

絵の概念：複数の絵を2段または3段に配置した図版を提示し，共通の特徴を持ったグループになるよう各段から絵を1つずつ選ばせます（例：（上の絵の）どれと（下の絵の）どれが仲間でしょう）．

行列推理：一部が空欄となっている図版を見せて，5つの選択肢から空欄に当てはまるものを選ばせます（例：この中（下に提示されたもの）のどれがここ（？）に入るでしょうか）．

【ワーキングメモリー指標（Working Memory Index：WMI）の下位項目】

数唱：ワーキングメモリー指標（WMI）の基本検査で，「順唱」と「逆唱」

で構成されます．（例：（順唱）5-6-2 → 5-6-2（逆唱）8-4-7 → 7-4-8）

語音整列：一連の数字とアルファベットを読んで聞かせ，数字は昇順に，文字はアルファベット順に並べ替えて言わせます（日本版ではアルファベットに替えてカナを使用しています．例：あ—1—お—3 → 1—3—あ—お）．

【処理速度指標（Processing Speed Index：PSI）】

符号：幾何図形，または数字と対になっている簡単な記号を書き写させます．子どもは見本を手がかりに，問題の幾何図形の中（符号 A），または数字の下（符号 B）に，それぞれ対応する記号を制限時間内に書きます（例：数字と対になっている簡単な記号を，見本を手がかりに書き写す）．

記号探し：制限時間内に，記号グループをよく見て，これらの記号の中に刺激記号と同じ記号があるかないかを答えます（例：左にある刺激（＜）が，右のグループ（○▽∃）の中にあるかどうかを判断し丸をつける）．

8 DN–CAS
(Das-Naglieri Cognitive Assessment System)

　DN-CAS は，J. P. Das が Luria の神経心理学モデルから導き出した知能の PASS 理論を基礎とする心理検査です．IQ からではなく，「プランニング」(P)「注意」(A)「同時処理」(S)「継次処理」(S) の4つの認知機能（PASS）（表1）の側面から子どもの発達の特徴を捉える検査です．DN-CAS は全般的知的機能とは別に，遂行（実行）機能を評価することができます．遂行機能とは，物事を計画し，それを実際に行動に移す過程のことを指します．つまり物事を論理的に考え，計画し，問題を解決し，推察し，実行するといった前頭葉における最高次の脳機能のことです．適用年齢は幅広く，5歳0カ月〜17歳11カ月までの年齢で実施することができます．再検査を実施することで子どもの長期的な予後をみていくことができます．

　12種類の下位検査を行う標準実施を基本としてますが8種類で行う簡易実施も可能です．言語的知識や視覚的知識に影響されずに認知活動の状態を評価できるよう配慮されているため，子どもの新しい課題に対処する力をみるのに適しています．学習障害や注意欠陥/多動性障害，高機能自閉症などの子どもたちに特徴的な認知特性を捉えることができるため，評

表1　DN-CASにおける評価項目

4つの認知領域（PASS）		
P（Planning）	プランニング	提示された情報に対して，効果的な解決方法を決定したり，選択したりする認知プロセス
A（Attention）	注意	提示された情報に対して，不要なものには注意を向けず，必要なものに注意を向ける認知プロセス
S（Simultaneous）	同時処理	提示された複数の情報をまとまりとして統合する認知活動
S（Successive）	継次処理	提示された複数の情報を系列順序として統合する認知活動

DN-CASの下位検査			
プランニング	同時処理	注意	継次処理
1．数の対探し	4．図形の推理	7．表出の制御	10．単語の記憶
2．文字の変換	5．関係の理解	8．数字探し	11．文の記憶
3．系列つなぎ	6．図形の記憶	9．形と名前	12．発語の速さ／統語の理解

価，診断および支援の手がかりを得ることができます．「プランニング」の検査のそれぞれの下位検査に子どもが問題に取り組んだ方略の評価チェックリストがついているので，問題にどのように取り組んだのかの認知処理過程を確かめることができます．

Part 4 心と身体のリハビリテーション

1 リハビリテーションピラミッド

　リハビリテーション（以下，リハビリ）には順番があります．図1にその順番を説明しているピラミッドを示しました．ピラミッドの頂点に書かれている「高次脳機能」とは，言語，記憶，注意，段取りなど，高度なレベルの機能のことを指します．人とのコミュニケーションや感情のコントロール，学力や記憶などはこの高次脳機能に属します．これらの人間が社会生活を営むのに必要な高度な機能の下には，もっと基本的な低いレベルでの機能が存在します．つまり，「高次脳機能」に対して「低次脳機能」が存在するのです．そうなると，低次脳機能が整わないと，当然のことながら，高次脳機能もぐらついてしまいます．そのような考え方から，リハビリは，常にこのピラミッドの下から順番に行う必要があることに気づかされます．

　もの覚えや注意集中力を向上したかったら，まず深呼吸をして頭に酸素

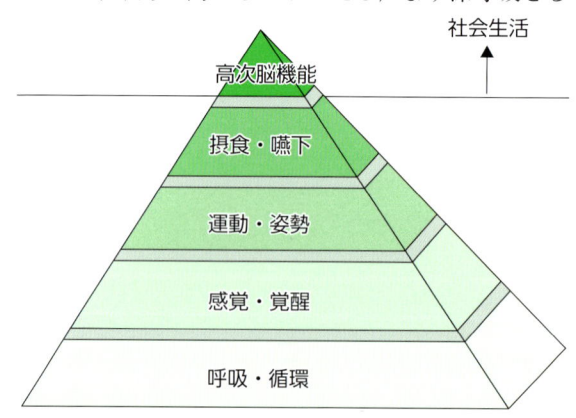

図1　高次脳機能ピラミッド
「生活を支える高次脳機能リハビリテーション（三輪書店，2006年）」より一部改変

すぐに姿勢がくずれる

アゴが上がる

お尻がずり落ちる

頭が下がり猫背になる

長い間座っていることができない

あくびばかり出る

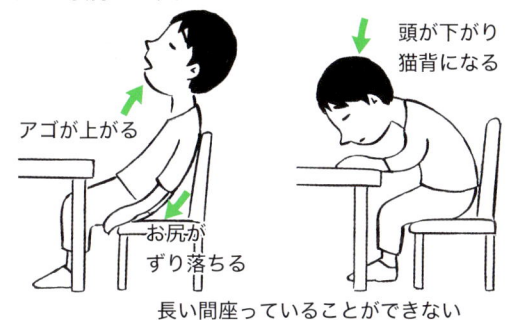

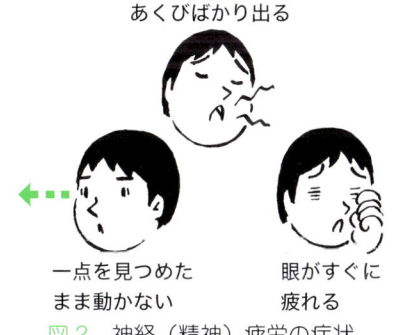

一点を見つめたまま動かない

眼がすぐに疲れる

図2　神経（精神）疲労の症状

を送ります（呼吸・循環を整える）．そして，次に感覚・覚醒を整えます．感覚とは，眼で見た視覚，耳から聞こえてくる聴覚，手足を触ると感じる触覚，鼻からの匂いを感じる嗅覚，舌から感じる味覚，これらが五感といわれる感覚です．頭に酸素が行きわたったら，次に整えるべきはこの五感です．心地のよい刺激を持続的に脳にインプットすることで，脳の中に成功体験が蓄積され，また新たな意欲がわき，高次脳機能も高まるというよいサイクルにはまっていきます．

　これらの感覚を整えるには，まずは心地のよい環境づくりが重要です．部屋の明かりはまぶしすぎず暗すぎず，眼に心地のよい明るさを調整します．子どもがびっくりしない心地のよい音楽を流してあげる，観葉植物を置く，アロマテラピーなどで心地のよい匂いを調整する．赤ちゃんの離乳食も，苦手なものを無理やり押し込むのではなく，心地のよい好きなもの，成功体験を養うように徐々に進めるなど，そのようなよい環境を整えたうえで，心地のよい刺激を入力してあげることが重要です．

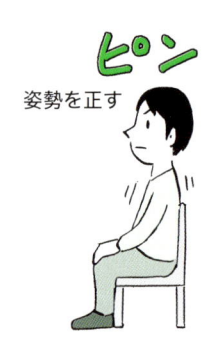

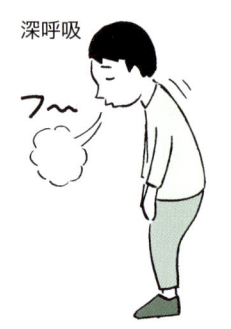

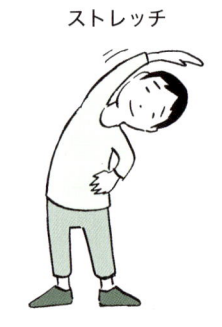

図3　神経（精神）疲労の回復法

2　身体のリハビリテーション

1．呼吸・循環を整える

　人間の活動において，最も基本的な機能は呼吸・循環です．全身状態といってもよいもので，子どもの発達を支える最も基本的な要素です．では，この呼吸・循環が整わないと，人間はどのような症状をきたすのでしょうか．人間は，呼吸・循環がうまく整わないと頭に酸素がうまく供給されずに，神経疲労あるいは精神疲労といった状態に陥ります．図2（55頁）に神経（精神）疲労の具体的な症状を示しました．

　特に体を動かしていないにもかかわらず，お尻が痛くなり，姿勢が崩れる，あくびばかり出るという症状は，神経（精神）疲労のサインです．

　神経（精神）疲労の一番の回復法（図3）は，①姿勢を正す→②深呼吸→③ストレッチです．まず姿勢を正すことによって視野が広がります．続いて深呼吸することによって頭に酸素が供給され，さらに頭がシャキっとします．そして最後にストレッチです．疲労の原因は循環の悪さであることが，最近の研究で明らかになってきました．ストレッチをすることで循環がよくなり，疲労の回復を促すことができます．人間は疲れた時には，ついついゴロゴロしてしまいがちになりますが，そんなときこそ，むしろ体を動かしたほうがよいのです．要は，寝て休むのではなく，体を動かして休む「アクティブ・レスト」こそが，疲労回復には有効なのです．

　実際，休みの日に1日中家でゴロゴロしていたらなんだか逆に疲れてしまった．逆に，子どもと一緒にサッカーに出かけて，体はヘトヘトに疲れ

たけど，なんだか頭がすっきりしたというような経験は誰にでもあるはずです．

2．感覚を整える（タクティール®ケア）

株式会社日本スウェーデン福祉研究所（東京都港区）が2006年から普及を目指している「タクティール®ケア」という手法があります．スウェーデン生まれの「タクティール・ケア」はいま，日本で認知症や末期がんの患者さんに対して痛みや不安を和らげる効果があると期待されています．

タクティールとは，ラテン語の「タクティリス（taktilis）」に由来する言葉で，「触れる」という意味です．「触れる」ケアは，決して認知症や末期がんの患者さんたちだけではなく，生まれたての赤ちゃんや育ちざかりの子どもたちにも有用です．

もともとは1960年代にスウェーデンの看護師が始め，未熟児に触れることで体温が安定し，体重が増えた経験がきっかけといいます．触れることで母乳の分泌などを促すホルモンとして知られるオキシトシンが分泌され，このホルモンが，不安感の指標となる血液中のコルチゾールを減らすことが海外の研究で明らかになりました．そして，オキシトシンの分泌は触られた人だけではなく，触れている人にも同様に得られるものだといいます．

あらゆるお子さんに対してこの「タクティール®ケア」をお勧めする理由は主に以下の3つがあります．
① 治療ではないため，いつでもどこでも誰によっても行うことができる．
② 方法や手順がしっかり決まっており，やり手によって差が生まれにくい．
③ ケアをしている側も，触れることを通じて，安心感，穏やかな時間，信頼関係を得ることができる．

【子ども版タクティール®ケアの方法（背中）】

なるべく両方の手を添えて，いったん背中に手を置いたら，始めから終わりまで離さないようにしましょう．子どもが慣れてきたらオイルを使用して，手を密着させて行うとよいと思いますが，着衣のままでもできますので，最初は服や肌着の上から実施してみてください．大人の場合は，実施時間の目安は10分ですが，子どもの場合，面積が狭いので，もう少し

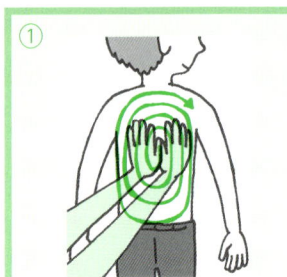

① 子どもの背中の中央から外側に向かって時計回りに楕円を描くように背中全体をなでます．円が重なってもかまいませんので，なで残しがないようにします．

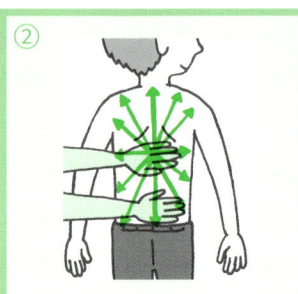

② 絵のように，放射線状に子どもの背中の中央から外側に向けて時計回りに背中全体をなでます．

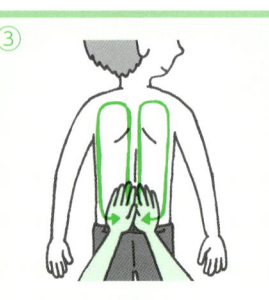

③ 両手で子どもの肩，背中の一番外側のラインに沿って，大きくゆっくりなでていきます．3回くり返します．

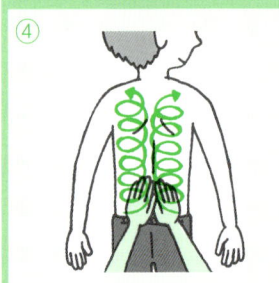

④ 両手でハート型を描きながら，腰の位置から首に向かいます．

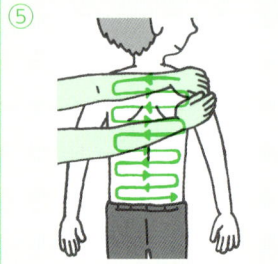

⑤ 両手で背中の一番外側を左右につなぐような感じで，上から下に流れるように両手を動かします．なで残しがないようにします．

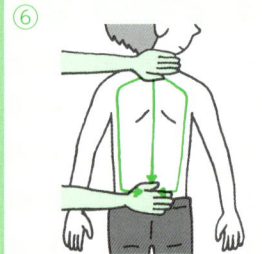

⑥ 片方の手を首の後ろに置き，背骨に沿って，腰に当てたもう一方の手に向かって下ろします．次に片方の手を右肩に置き，背中の外側のラインに沿って同様に下ろします．左肩も同様に行います．手を交互に入れ替えるのがポイントです．

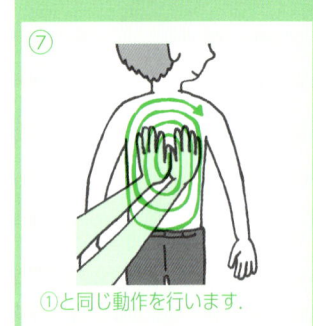

⑦ ①と同じ動作を行います．

①〜⑦の手順で行います

イラスト：長縄キヌエ

短い時間で終わる場合もあります．しかし，あまりあわてずに，ゆったりとした気持ちでじっくり丁寧に行うことが重要です．

【子ども版タクティール®ケア（手）】

　なるべく両方の手を添えて，いったん手を添えたら，始めから終わりまで離さないようにしましょう．オイルなど必要な物品は手の届く場所に揃え，途中で中断することがないように，受け手がゆったりとした気持ちが保てるように配慮します．子どもの手全体を覆うようにやり手の手をしっかり密着させ，動かす速度もゆっくりと行います．大人の場合，手のケアにかかる時間は片手10分，両手で20分が目安ですが，子どもの場合，手の大きさが小さいこともあり，もっと短い時間で終了することも多くあります．手がふさがってしまうことに不安の多いお子さんの場合は，ずっと触らせてくれない，すぐに手を離して逃げようとするなどの場合があります．そのような場合は，あまり無理強いはせずに，できるところまで少しずつ行うことで，信頼関係を築くことを第一に考えてください．

【子ども版タクティール®ケア（足）】

　なるべく両方の手を添えて，いったん足に手を添えたら，始めから終わりまで離さないようにしましょう．オイルなど必要な物品は手の届く場所に揃え，途中で中断することがないように，受け手がゆったりとした気持ちが保てるように配慮します．手を動かす速度はゆっくりと行い，大人の場合，片足10分，両足で20分が足のケアにかかる時間の目安です．一方で，子どもの場合は足の面積も小さく，もっと少ない時間で終わってしまうこともままありますが，こちらもあまり無理強いはせずに，できるところまで少しずつ行うことで，信頼関係を築くことを第一に考えてください．

　タクティール®ケアに興味のある方は，日本スウェーデン福祉研究所のサイト（http://www.jsci.jp/）をご覧ください．有料で講座なども多数開催されています．

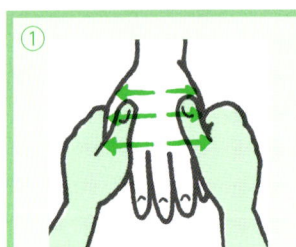

① 全体を包みこむようになでます（⑨のイラスト参照）．次に手の甲を上，真ん中，下に3分割し，上から絵のように1回ずつ動かし，3回で手の甲全体に触れます．

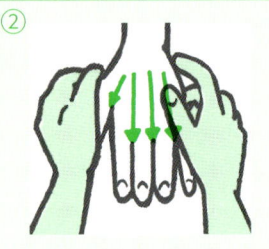

② 親指と中指で手首から指の股に向かって骨と骨の間に沿って3回ずつなぞります．最後に指の股を押します．

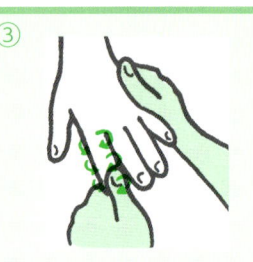

③ 子どもの指を親指と人差し指で横から挟み，クルクルと小さな円を描くような感じで，付け根から指先へと動かします．

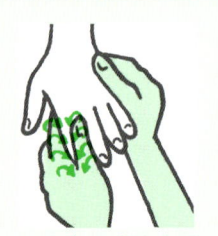

④ 次は子どもの指を上下に挟み，クルクルと小さな円を描くような感じで，親指と人差し指の側面を使って付け根から指先へと動かします．

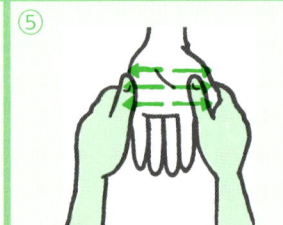

⑤ 手のひらを上，真ん中，下に3分割し，上から絵のように1回ずつ動かし，3回で手のひら全体に触れます．

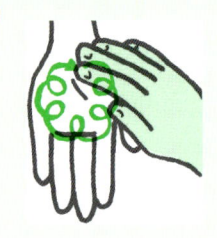

⑥ 時計回りに2回，クルクルと手のひらに花びらを描くような感じで，人差し指，中指，薬指の腹を使い，すべらすように動かします．

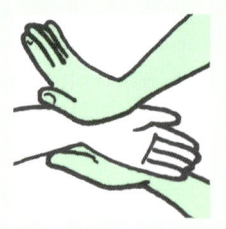

⑦ 自分の手首を子どもの手首に合わせて，指先に向かって，全体的にしっかりとした動きでなでます．

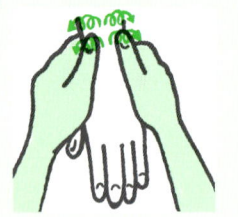

⑧ 子どもの手を両手でつつみ，クルクルと小さな円を描くような感じで，手の甲側は親指を，手のひら側は人差し指と中指を使い，絵のように手首部分を上下に分けてなでます．1回ずつ行います．

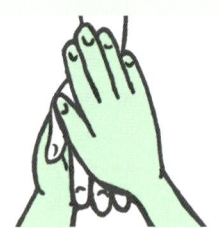

⑨ 最後に両手で相手の手を包み込み，やわらかくゆっくりと包み込みます．

①〜⑨の手順で行います

イラスト：長縄キヌエ

① 全体を包み込むように足首からつま先に向かってなでます（3回）．

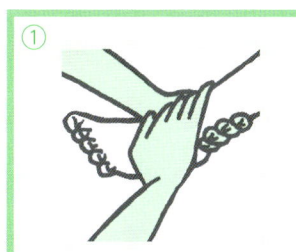

② 子どもの足の甲を上，真ん中，下に3分割し，上から順に1回ずつなでて，3回の動きで足の甲全体に触れます．

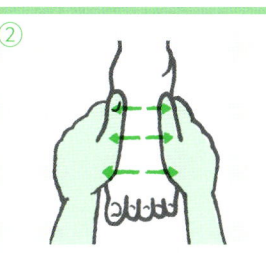

③ 親指と中指で子どもの足の甲と手のひらの間を挟みます．骨と骨の間に沿って，足の甲から指間に向かって引っ張るような感じで，なでていきます．3回行います．

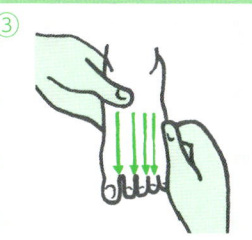

④ 子どもの足指を親指と人差し指で横から挟みクルクルと小さな円を描くような感じで，付け根から指先に向かって動かします．次に親指と人差し指で上下に挟み，同様にクルクルと円を描くように動かします．

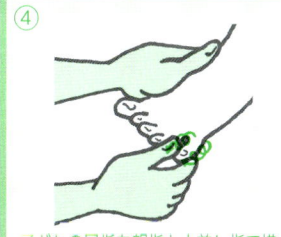

⑤ 手のひらをやや丸めて，子どもの足のかかとを包み，クルクルと円を描くように時計回りに3回なでます．

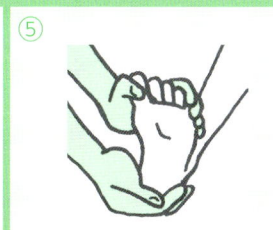

⑥ 片方の手の指で子どもの足のアキレス腱の筋をかかとに向かってなでながらもう片方の手で足裏をなでます．両手を入れ替えて3回くり返します．

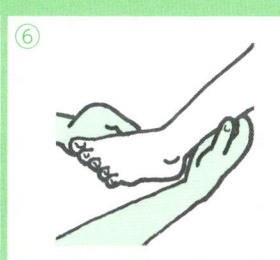

⑦ 足の内側は親指を，足の後ろ側は人差し指と中指を使って，足首を小さな円を描くようになでます．足首を上下に分けて，それぞれ1回ずつ行います．

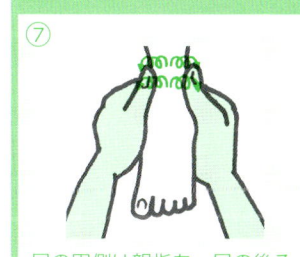

⑧ 両手で挟みこむように相手の足を包み，足首から指先に向かって，ゆっくりと包み込みます．

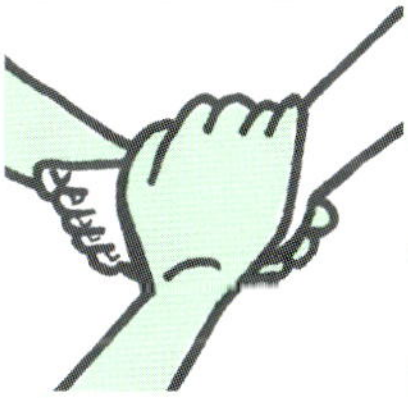

①～⑧の手順で行います

（タクティールケア普及を考える会（編著）：スウェーデン生まれの究極の癒やし術タクティール®ケア入門．日経BP企画，2008を参考に作成より）

イラスト：長縄キヌエ

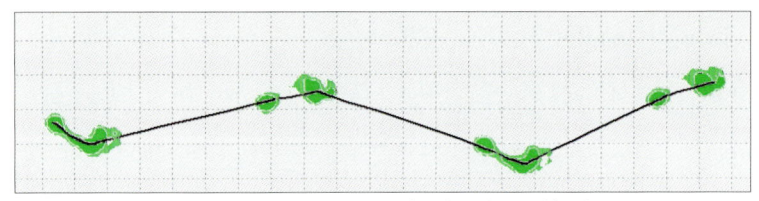

図4　下肢荷重計の結果例（被験者は筆者）

3．運動を整える

　皆さんは，ご自分の足の特徴，そして歩き方の特徴について考えたことがあるでしょうか．図4は，筆者の歩いている様子を，病院にある下肢荷重計という装置で計測した結果です．全体的にガニ股で，特に右足のつま先が外側を向いているのがわかるでしょうか．そして，右足は特に足の外側に体重がかかっており，いつも靴の踵の部分の外側が減っていることに，最近になって気づきました．筆者自身，自分の歩き方など気にしたこともなかったので，この結果を見てびっくりしました．この歩行を異常ととるか，正常ととるかは，専門家によって意見はまちまちです．もっと言えば，これが気になるかどうかという本人の価値観，家族の価値観によって決まるともいえます．

　実は，人の歩き方は人それぞれかなり違う特徴があります．特に，お子さんの場合，発達過程において，さまざまな特徴を示します．そして歩行は，足や足首の形状によっても左右されます．

　病院で治療を行う子どもの足の変形には，大きく分けて2つのものがあります．ひとつは「外反扁平足」，もうひとつは「内反足」です（図5）．生まれつきに四肢体幹の運動発達の遅れやまひがある子どもには，次のような症状があります．

【下腿の筋力が低下している】

　足の関節は，外側に反る外反もしくは外側に開く外転になりやすい（外反扁平足もしくは外転足になる）

【逆に下腿の筋肉が過度に緊張している】

　足の関節は，内側に反る内反，内側に向く内転，先端方向に向いてしまう尖足（内反足もしくは内転足，尖足）になりやすい．

　要は，足の筋力が低いと扁平足や外反足に，足の緊張が高いと内反足や尖足になりやすいのです．結果として，足にかける体重のかける位置が異

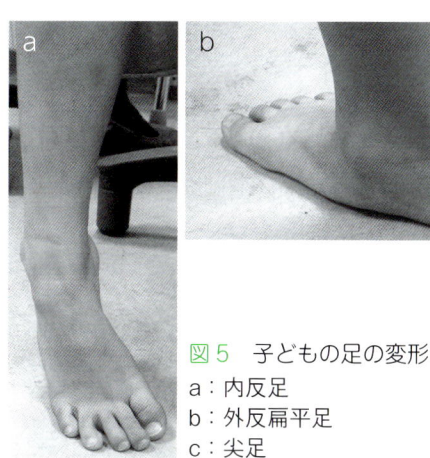

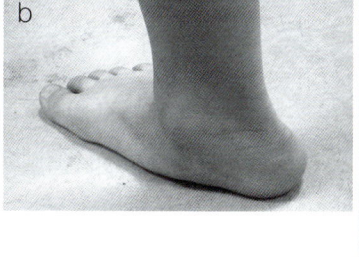

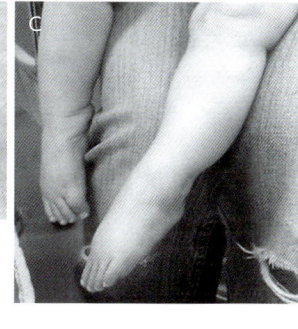

図5 子どもの足の変形
a：内反足
b：外反扁平足
c：尖足

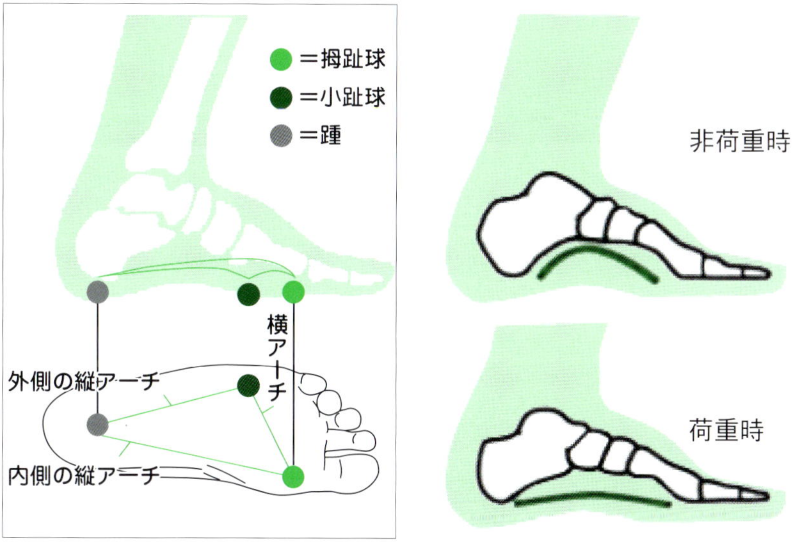

図6 アーチサポート（足底板）

なり，扁平足の場合，つま先が外側を向いてガニ股に，尖足の場合，つま先が内側を向いて内股に歩く傾向が強くなるわけです．

このような足に変形のある，あるいは将来それらが予想される子どもには，「足底装具（またはアーチサポート）」というオーダーメイドの中敷きを作成し，靴と合わせて処方します（図6）．足部の変形があり，その結

果として立位をとることができない，歩くことができないときには，変形の治療目的であれば医療保険で足底装具を作成できます．この足底装具と踵のしっかりしたハイカットの運動靴を組み合わせると，足関節の変形を予防し歩行を安定させる装具の役割を果たしてくれるのです．中には，足の底がとても過敏で，裸足で歩けない，歩いたとしても，いつもつま先歩きになってしまうという子どももいます．この場合は足の変形ではありませんが，足底部を安定させ過敏を取り除いていくことが重要です．

4．摂食・嚥下のリハビリテーション

摂食・嚥下のリハビリテーションのポイントは，以下の3つです．
①味覚に心地よい刺激を与え成功体験を養う
②顎をしっかり固定し，舌を自由に動かせるようにする
③手で同じものをしっかりつかんで，自分のペースでかじる経験を養う
【決して押し込まない】

人が食事をする過程には5つの段階があります．①食べものを見て認識する「先行期」，②食べものを口の中で噛み砕く「準備期」，③砕いた食べものを口腔から咽頭に送り込む「口腔期」，④咽頭から食道へ食べものが送り込まれる反射運動の過程を「咽頭期」，そして⑤食道から胃に向かって送り出す蠕動運動の「食道期」です．これらの過程のうちどれかに問題があり，食べものがうまく飲み込めないといった状態のことを「摂食・嚥下障害」と呼びます．

生まれたての赤ちゃんが，母乳やミルクを飲もうとしてくれない，飲んでも気管にミルクが入ってしまい，すぐに喉がゴロゴロして気管支炎になってしまう，母乳は飲むのだけれども，いくつになっても哺乳瓶で飲んでくれない，離乳食を与えてもすぐに吐き出してしまう．液状のものは飲めるけど，少しでもかたちのあるものだと吐き出してしまう．子どもの飲んで食べる様子は10人10色（食？）です．

生まれて間もない赤ちゃんや急性期疾患を持った子どもには，摂食・嚥下の問題は生じやすいものです．しかし，実は食べる，飲み込むといった動作そのものに問題があるというより，それ以前の問題つまりは，体の調子や，目がちゃんと覚めているかどうか，首がちゃんとすわっているかどうかといった基本的なことに問題がある子どもがほとんどです．

でも，生まれて間もない赤ちゃんが母乳やミルクを飲めないのでは困りますので，小児科の医師から，「飲み込みがうまくいかないので，嚥下のリハビリをお願いします」といった依頼がリハビリ科にきますが，いきなり食べものを食べさせる，押し込むようなリハビリはしてはいけません．

 初めて食事をする場合，あるいは慣れていない場合の多くは唇や口腔の中が過敏になっていることが多く，いきなりミルクや食べものを押し込むと，びっくりして「ベー」と吐き出してしまいます．ここで無理に食べものを押し込むと，ますます食事を拒否するようになり，過敏も強くなるというように悪循環に陥ってしまいます．とはいえ，生まれて間もない赤ちゃんが飲んでくれない，食べてくれないというのでは困りますので，どうしても飲んでくれない場合は，お母さんが無理に押し込まないですむように，病院で鼻から栄養を補給するためのチューブを挿入してもらうことをお勧めします．

 そのうえで，ゆっくりゆっくり口唇や口腔を刺激し，少しずつ唇や口腔の過敏を和らげていく間接訓練と呼ばれるものから始めるのがいいでしょう．このような刺激の入れ方は何も難しいことはなく，まずは綿棒をぬるま湯やミルクなどで湿らせて，少しずつ唇や口の中を刺激するという訓練です．その際も，本人が嫌がっているときは深追いせずに，ゆっくりゆっくり進め，何も過敏になっている口の周りばかりではなく，ほっぺたやほかの身体の部分なども合わせて刺激してあげ，少し遊び感覚で取り組むことも重要です．

 摂食・嚥下の問題があるお子さんは，それだけが問題ということは少なく，運動や認知の発達も同時に遅れていることが多くあります．ですから，これもちょうど車輪の前輪と後輪のように，あわてずに，全体的な動きがよくなるのをじっくり待ちます．すでにミルクを卒業して離乳食が始まっているようなお子さんでも同じです．体全体のバランスが整うのを忍耐強く待つことも大切なリハビリといえるのです．

 何よりも大切なことは，大人の事情ばかりで考えて，無理やり食べものを子どもの口の中に押し込んではいけないということです．

【成功体験を養う】

 食べることは最も自然な栄養補給法です．人は食べることによって食欲が満たされ，満足感を得ることができます．人は，「おいしい」と思うこ

とで，それが信号となり脳から胃に伝わり，胃酸や消化酵素が分泌されて，栄養を吸収する体制が整います．同じ内容の食事でもただ単に食べるのと，おいしいと感じながらゆっくり味わい食事するのとでは，その性質が大きく異なります．赤ちゃんが食事を始めるにあたって最も重要なことは，味覚に心地よい刺激を与え，成功体験を養うことにあると筆者は考えています．

　ですから，ミルクは飲んでくれるけど離乳食がまったく進まない，形のあるものを食べるとすぐ吐き出してしまうといったお子さんがいた場合，なんとか訓練でかたちのあるものを食べられるようにと苦手なものを食べさせようと訓練するのでは，ますます受けつけなくなってしまうという悪循環にはまってしまいます．

　ある1歳半になるお子さんで，ミルクやスープなど液状のものは上手に飲み込むのに，お粥やキザミ食など形のあるものは，すぐ出してしまうということがありました．お母さんとしては，なんとか訓練をして，かたちのあるものを食べさせようとしますが，うまくいきません．造影剤を使って，のどの飲み込みの機能を調べる検査をしたところ，液状のものは上手に飲み込みますが，形のあるごはんの粒などは，咽頭部でとめてしまい，頑として受けつけません．体重の増加が思わしくなく，お母さんもなんとかしなければと食事を押し込んでいますが，その後，ますます，そのお子さんは，口を閉ざしてしまうようになってしまいました．

　では，どうしたらよいのか．私たちがとった作戦は，鼻からチューブを入れて，ひとまず栄養の確保をして，お母さんが無理にお子さんに食事を押し込まないですむ環境づくりをしました．そして，得意な液状のものでさまざまな種類を試し，成功体験を養ったのです．1カ月が経って，少しずつ変化が出てきました．最初は，スプーンを口に近づけただけで顔をそむけていたお子さんが，顔をそむけなくなりました．そして，手についたミルクを自分から口に持っていくという，前にはない反応が出てきました．食事が食べられないから，口や咽の訓練をと思ってしまいがちですが，このお子さんの場合，食事を媒介とした信頼関係こそが問題であったような気がします．

　とはいえ，すべてのお子さんがこのようにうまくいくわけではなく，食道の逆流があったり，舌の動きが悪かったり，咽の機能が低下して食べら

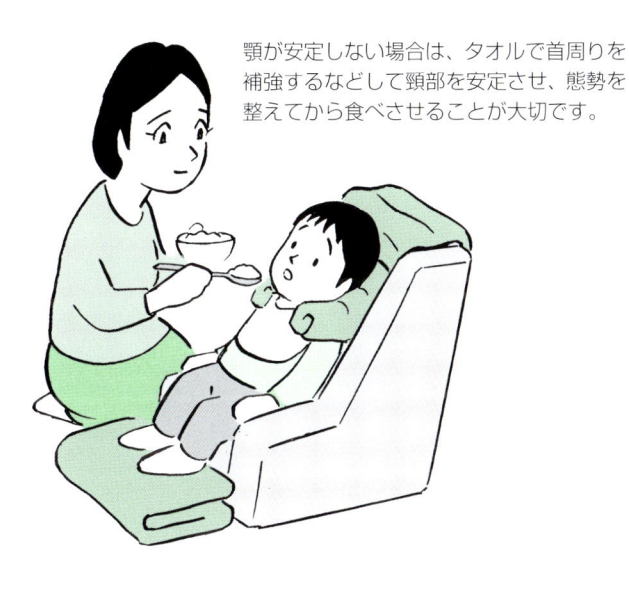

顎が安定しない場合は、タオルで首周りを補強するなどして頸部を安定させ、態勢を整えてから食べさせることが大切です。

れないというお子さんもかなりいます．そのような場合も，リハビリの対応は一緒です．できない機能を無理やり伸ばそうとするのではなく，できる機能を確実に一つひとつ経験させ，成功体験を積み重ねていくことが，最も大切なように思います．

【姿勢を整える】

　食事に臨む際に次に重要なことは，姿勢です．安全に安定した食事を継続するには，顎をしっかり固定し，舌をしっかり動かせることが必要です．顎をしっかり固定するには，首がしっかりすわっていることが望まれます．首がすわっておらず，顎が挙がった状態のまま食べさせると，気管に流れ込みやすくなってしまい，誤嚥の原因になってしまいます．

　ですから，赤ちゃんに安全にご飯を食べさせたい場合は，顎をしっかり引いた状態で，少し体を後ろに傾けた状態が一番，誤嚥のリスクが少ない姿勢です．そして，そのうえで，前述の「押し込まない」原則を守りつつ，赤ちゃん自身の動きを尊重しながら食事を行いましょう．

　食事をまったく受けつけず吐き出してしまうお子さんもいれば，あわててかき込んで，咽に食事を詰まらせてしまうお子さんもいます．食事において重要なことは，やはり子ども自身が持っている自主性を重んじて，最大限その能力を引き出してあげることです．

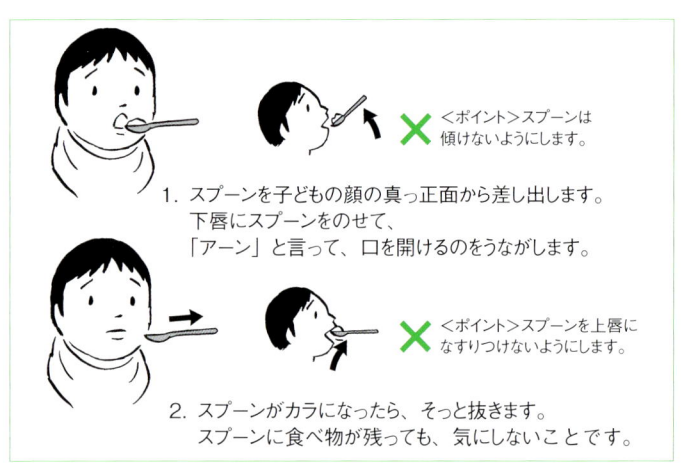

<ポイント>スプーンは傾けないようにします。

1. スプーンを子どもの顔の真っ正面から差し出します。
   下唇にスプーンをのせて、
   「アーン」と言って、口を開けるのをうながします。

<ポイント>スプーンを上唇になすりつけないようにします。

2. スプーンがカラになったら、そっと抜きます。
   スプーンに食べ物が残っても、気にしないことです。

丸飲みを防ぐための上手な食べさせ方

【自分でかじる経験を】

　食事の発達において最後に強調しておきたいことは，手でものをしっかりつかんで，自分のペースでかじる経験を養うことです．親はついつい，自分の子どもに少しでもできることを増やそうと，早い段階でスプーンやフォークを持たせようとしてしまいます．食べものの認識や手先の動きが不十分な段階で，あわててスプーンを持たせるとうまくコントロールできず，結果として，それが食事の失敗経験として刻み込まれてしまう場合があります．またある時は，子どもの食事にかまっている時間がないので，どんどん介助者のペースで口に運んで食べさせてしまう．これも，前述の「押し込まない」の原則に触れることになります．

　では，どうしたらよいのでしょう．手を使ってまずは食事をしっかりつかむ練習をしましょう．赤ちゃんの場合，練習などうまくできませんので，少しお行儀が悪いかもしれませんが，食べものを手に握らせて遊ばせてみましょう．まずは，手で認識して，感じて，そのうえで，少しずつ自分のペースで口に運んでいきます．この過程が実のところきわめて重要です．

　よくおもちゃを口に持っていくお子さんがいますが，これだけでは食事の練習にはなりません．食事へのこだわりが強いお子さんの場合，見事なもので，おもちゃで遊ばせても，食べもの以外のおもちゃだけ口に持っていくという行動に出くわしたこともあります．子どもは，私たちの想像の

つかないようなところで，動物的な直感で動いていることが多いものです．ですから，だまし打ちのように，本人が食べたくもないものを押し込むのではなく，食べものとの物理的・心理的距離も，お子さん自身で少しずつ縮めていけるような環境づくりが必要です．

　食事本来の目的は，あくまでも自分自身の栄養補給，そして生きていくうえの楽しみのひとつであって，誰か他の人のためのものではないわけですから．

Part 5 事例集

症例 1

0歳11カ月　女児（在胎24週，568gで出生）

診　　断：早産，超低出生体重児
主　　訴：精神運動発達遅滞
粗大運動：定頸あり，座位保持可能，四つばいで移動可能，つかまり
　　　　　立ちまで可能（ABMS-C；3-3-2-2-0）
筋 緊 張：上肢屈曲位にて手指屈曲傾向，下肢は伸展傾向でつかまり
　　　　　立ちの際，踵が上がり尖足気味である．
感　　覚：手指，足底などを中心に感覚の過敏あり

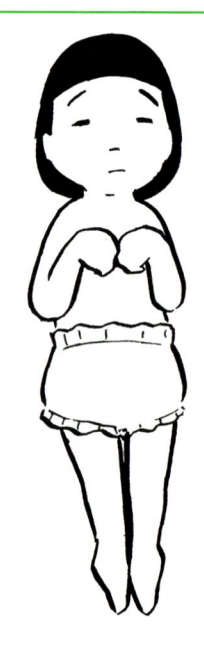

1. 新版 K 式発達検査 2001

	発達年齢	発達指数（平均 100）
姿勢・運動（P-M）	162 日（0 歳 5 カ月）	47
認知・適応（C-A）	144 日（0 歳 5 カ月）	41
言語・社会（L-S）	198 日（0 歳 7 カ月）	57
全領域	154 日（0 歳 5 カ月）	44

2. DENVER II

総合的判断：疑い

個人―社会：＜自分で食べる＞が「要注意」判定

微細運動―適応：いずれの項目でも「要注意」「遅れ」が認められない．

言語：＜パ，ダ，マなど言う＞が「要注意」判定

粗大運動：いずれの項目でも「要注意」「遅れ」判定は認められない．

3. 家族へのフィードバック

発達検査の結果，運動，認知，言語，すべての領域で全般的な遅れを認めていますが，約 4 カ月も早く出生した早産であること，入院期間が 5 カ月にもわたっていたことなどの理由で，単純計算でも発達年齢が約半年遅れることは当然予想されます．出産予定日を基準とした修正年齢ではまだ 7 カ月であり，そう考えると発達年齢は比較的妥当なものといえます．その証拠に，修正年齢を加味した DENVER II においては，微細運動や粗大運動で「正常」の判定となっています．生活年齢にこだわり過ぎないように，ゆっくりじっくり育てていくことを考えましょう．

4. リハビリテーション

●**目標**：緊張の軽減，足部の安定，環境調整とした．

●**具体的なアプローチ**

［タクティール®ケア］

超低出生体重児でよくみられる四肢体幹の緊張を認め，急に手足を触られると嫌がり緊張が高くなった．比較的嫌がらない背中からタクティール®ケアを始め，その日ごとに受け入れのよさそうな手足へと介入するよう指導しました．

［足底装具の処方］

つかまり立ちが始まっており，両足の内反・尖足予防，足部の安定を目的に両側の足底装具を処方し，市販のハイカットの運動靴と併せて使用し

ていただきました．

[家族指導]

　無理に長時間の座位や立位を強いるのではなく，寝返りや四つばいなど，発達年齢に合った基本動作を中心に促すように指導しました．筋力の増強するための訓練的アプローチではなく，児が快適な刺激を得て，リラックスできるような環境づくり（肌ざわりの良いタオルや穏やかな音楽など）をすることを勧めました．

5. 経過

　介入後半年で四肢の緊張や体幹の反り返りが軽減し，手つなぎ歩行が可能となりました．四肢体幹の緊張が軽減したことで児の表情もやわらかくなり，家族の方も今後の児の発達に見通しと希望を持てるようになりました．

症例 2

1歳8カ月　男児（在胎23週，476gで出生）

診　　断：早産，超低出生体重児
主　　訴：精神運動発達遅滞，摂食嚥下障害
基本動作：定頸あり，座位保持可能，四つばいで移動可能，立位困難
　　　　　（ABMS-C；3-3-2-0-0）
筋 緊 張：上肢屈曲位にて，体幹は反り返りやすい，下肢は伸展傾向
　　　　　である．
摂　　食：経鼻経管栄養のみ．食環境はダイニングテーブルに取りつ
　　　　　けるタイプの椅子．
嚥　　下：唾液処理良好
感　　覚：顔面，口唇，口腔，手の感覚過敏著明

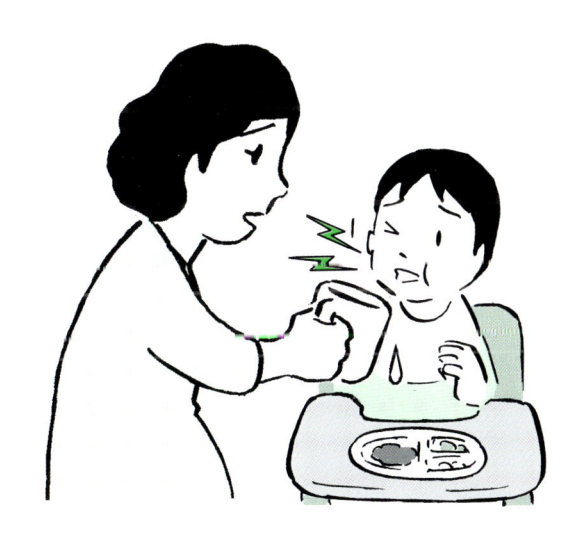

1. 乳幼児発達スケール（KIDS TYPE A）

総合発達年齢：0歳6カ月

総合発達指数：30

領域	得点	発達年齢
運動	13	0歳7カ月
操作	12	0歳5カ月
理解言語	8	0歳8カ月
表出言語	3	0歳3カ月
社会性	16	0歳8カ月
食事	4	0歳4か月

2. リハビリテーション　作業療法（OT）

●**目標**：脱感作，環境調整，精神運動発達の促進とした．

●**具体的なアプローチ**

　①母親に対し全身・顔面：口腔マッサージ方法を指導

　②姿勢づくり・座位保持椅子での手遊び

　③食環境調整：ダイニングテーブルに取り付ける椅子をやめた

　④摂食訓練：コップを中断して，小さなスプーン入れからアプローチを開始した

3. 経過

　児の摂食・嚥下に対する恐怖感が取り除かれ，水分や食べ物から顔をそむけることがなくなりました．やっと離乳食を始める前段階が整いました．

> **症例 3**
>
> **3歳0カ月　女児（在胎41週2日，3,866gで出生）**
>
> 診　　断：発達障害
> 主　　訴：音に敏感，こだわりが強い，動きがぎこちない，行動がとまってしまうことがある
> 基本動作：歩行，階段昇降，片足立ち，ジャンプ，スキップは問題なし，手先の分離運動も可能である（ABMS-C；3-3-3-3-3，ABMS-CT；3-3-3-3-3）
> 筋 緊 張：特に異常を認めない
> 感　　覚：若干の聴覚過敏あり

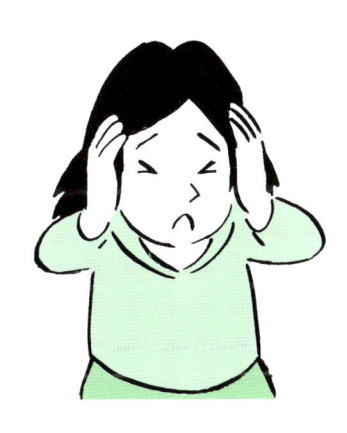

1. 新版 K 式発達検査 2001

	発達年齢	発達指数（平均100）
姿勢・運動（P-M）	1,126 日（3 歳　1 カ月）	102
認知・適応（C-A）	1,126 日（3 歳　1 カ月）	102
言語・社会（L-S）	1,004 日（2 歳　9 カ月）	91
全領域	1,065 日（2 歳 11 カ月）	97

2. DENVER II

総合的判断：正常

個人─社会：いずれの項目でも「要注意」「遅れ」が認められない．

微細運動─適応：いずれの項目でも「要注意」「遅れ」が認められない．

言語：いずれの項目でも「要注意」「遅れ」が認められない．

粗大運動：いずれに項目でも「要注意」「遅れ」判定は認められない．

3. 家族へのフィードバック

　DENVER II では総合的判断が「正常」となり，新版 K 式では全体としてほぼ平均に位置しています．また，新版 K 式における領域ごとの発達指数としては言語・社会のみがやや平均を下回っているものの，概ね平均の 100 を中心とした分布となっており，それほどばらつきがありません．また，それぞれの領域内においても，項目の種類による通過・不通過に偏りがみられませんでした．したがって，全領域の発達指数は，お子さんの全般発達をあらわしていると考えていいでしょう．

4. 周囲の人々へのフィードバック

　①検査時の様子や，新版 K 式発達検査の認知・適応と言語・社会の能力の，若干の乖離を踏まえると，どちらかというと視覚優位なところがあるように思われます．何かを説明したり，注意を引きつけたりする必要がある場合は，言葉で伝えるよりも目で見えるもので視覚に訴えるほうがよいかもしれません．

　②急な予定の変更が受け入れられにくいとのことでした．前もって予定を伝える際も，視覚的な情報を交えたほうがよいと思われます．また，課題への取り組みなどに関しては，ご褒美シールなどのように蓄積できるものを使い，目に見える形で自己効力感に訴えることも有効だと思われます．

　③声かけに関しては「～してはいけない」「～したらダメ」といった否

定的な表現を避け，「〜するといいよ」などの肯定的な表現を心がけたほうがよいでしょう．

5．経過

約半年後には，他者とのコミュニケーション時における表情のかたさが減り，それに伴う手足の動きのぎこちなさも軽減しました．両手で耳をふさぐこともなくなりました．

> **症例 4**
>
> 6歳0カ月　女児
>
> 診　　断：脳腫瘍による高次脳機能障害
> 主　　訴：小学校就学に際し，特別支援学級をすすめられているが，適切かどうかアドバイスがほしい．
> 基本動作：歩行，階段昇降，片足立ち，ジャンプ，スキップは問題なし，手先の分離運動も可能である（ABMS-C；3-3-3-3-3，ABMS-CT；3-3-3-3-3）

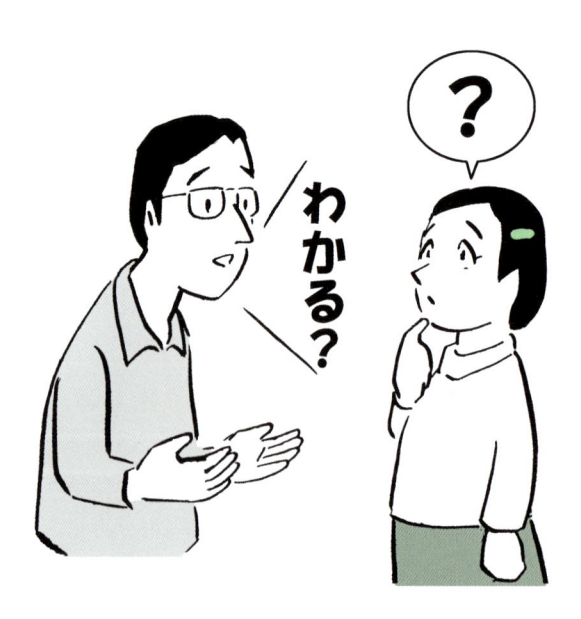

1. WISC-Ⅳ

	合成得点	パーセンタイル順位
全検査IQ（FSIQ）	67	1
言語理解（VCI）	78	7
知覚推理（PRI）	80	9
ワーキングメモリー（WMI）	65	1
処理速度（PSI）	64	1

2. 家族へのフィードバック

　全般的知能は平均を下回る結果でした．全検査IQが70を下回っていますので，知的機能から判断すると，来春から特別支援学級に入学されることは適切な選択といえます．

　全般的知能は67と低い結果でしたが，4つの領域ごとの得点を見てみると，左脳の機能を反映する言語理解が78，右脳の機能を反映する知覚推理は80と比較的高く，左右の脳の機能のバランスも良好と考えられました．一方で，主に注意集中力を反映するワーキングメモリーと，作業速度を反映する処理速度などでは，著しい低下を認めました．これらの結果からわかることは，お子さんの知能指数を引き下げている要因は，言語や空間認知といったものではなく，この集中力の低下と作業の段取りの悪さなどが考えられます．

　これらの特徴への対応として，以下のアドバイスをさせていただきます．
①なんでも書き出す：聞いただけでは，右から左に情報が抜けてしまうことが多いようですので，その日に行うことなどは，なんでも箇条書きに書き出してあげるといいでしょう．
②指示は一つひとつ：1度にたくさんの指示を出すと混乱してしまいますので，指示はひとつずつそのつど出してあげるとよいでしょう．
③指示はなるべく5秒か7秒以内で：お子さんが注意力を維持できる時間には限界があります．なるべく簡潔に指示をしましょう．
④予定に見通しを与える：予定は，カレンダーに書き込んだりスケジュール表を作成するなどして事前に，目に見えるように示しておくようにしましょう．また，できるかぎり予定は変更しないようにしてください．注意が続かないお子さんは，予期できないことが起きるとパニックになることがあります．

⑤オウム返しに言い返す：お子さんが何か言ったら，確認のためにオウム返しで言い返して確認してあげましょう．

⑥急かさない：もともとマイペースにじっくり作業を行う性質です．時間はたっぷり与えて，急かしてはいけません．

3．経過

児は，就労相談によるアドバイスどおり普通学校の特別支援学級（固定組）に進学しました．家族へのフィードバックの際に用いた「発達評価報告書」と主治医からの高次脳機能障害に対する対応法が記載された診断書を学校に持参したことで周囲から一定の理解を得ることができました．しかし，これからライフステージに応じて長い支援を要するケースです．

症例 5

6歳6カ月　男児

診　　断：急性脳症後遺症

主　　訴：数カ月前に40度の高熱を出した後，易怒性，衝動性が高くなった．また授業に集中できない．

基本動作：歩行，階段昇降，片足立ち，ジャンプ，スキップは問題なし，手先の分離運動も可能である（ABMS-C；3-3-3-3-3，ABMS-CT；3-3-3-3-3）

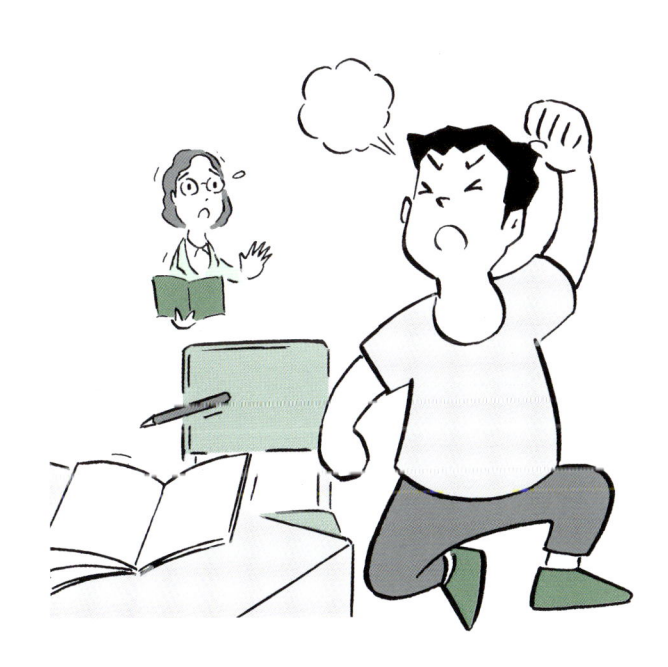

1. WISC-Ⅳ

	合成得点	パーセンタイル順位
全検査 IQ（FSIQ）	138	99
言語理解（VCI）	113	81
知覚推理（PRI）	154	99.9 以上
ワーキングメモリー（WMI）	131	98
処理速度（PSI）	118	88

2. 家族へのフィードバック

　全般的知能は非常に高い結果でした．しかしながら，お子さんの場合，領域ごとの結果に大きなばらつきがあり，この結果は，急性脳症後の高次脳機能障害を示唆するものでした．知能指数は，すべての領域で平均を上回っていますが，右脳の機能を反映する知覚推理と注意集中力を反映するワーキングメモリーが非常に高い一方で，左脳の機能を反映する言語理解と，情報処理能力が要求される処理速度は比較的低くなっています．また，補助検査である絵の抹消の検査は，平均を下回る評価点となっています．

　検査実施時は，左上から右に向かって1列ずつ順番に動物の絵を消去しており，結果として手の移動によるタイムロスがありました．課題遂行のために計画を立てる力，必要に応じて計画を修正する力，課題遂行のために望ましくない反応を抑制する力など，いわゆる遂行(実行)機能に問題があることがうかがわれます．

　頭部 MRI を注意深くみてみると，左脳の内側にある海馬という記憶の一部を司る場所の萎縮を認め，急性期の脳血流シンチグラフィー（SPECT）でも，左脳全般のモザイク状の血流低下を認めています．これらの所見を総合すると，現在お子さんにみられている易怒性や衝動性，さらには，段取りの悪さなどは，急性脳症後の高次脳機能障害に起因するものとして矛盾ないと考えられます．

　易怒性や衝動性については，日に日にその症状が悪化しているようであれば，少し沈静効果のある抗てんかん薬（バルプロ酸）などの投与を行いましょう．

3. 経過

　易怒性や衝動性が脳損傷の結果として起こっていることがわかっただけでも，本人とご家族にとっては，大きな転機となりました．理由もなく怒ったり衝動的になったりすることはなく，そうしたことのきっかけとなる何らかのスイッチを周囲が理解してあげることがその後の回復に大きな助けとなりました．

症例 6

10歳9カ月　男児

診　　断：脳外傷後遺症（びまん性軸索損傷）
主　　訴：自転車運転中に，乗用車と衝突して上記を受傷した．教室移動のときに物を忘れる，不注意な行動が多い，言いたいことが伝えられない，計算ミスが多くなったなどの症状は，事故の後遺症かどうか知りたい．
基本動作：歩行，階段昇降，片足立ち，ジャンプ，スキップは問題なし，手先の分離運動も可能である（ABMS-C；3-3-3-3-3，ABMS-CT；3-3-3-3-3）
右片まひ：Brunnstrom stage 上肢Ⅵ，手指Ⅵ，下肢Ⅵ
上肢機能：STEF：右98点，左93点（正常域100＞95）

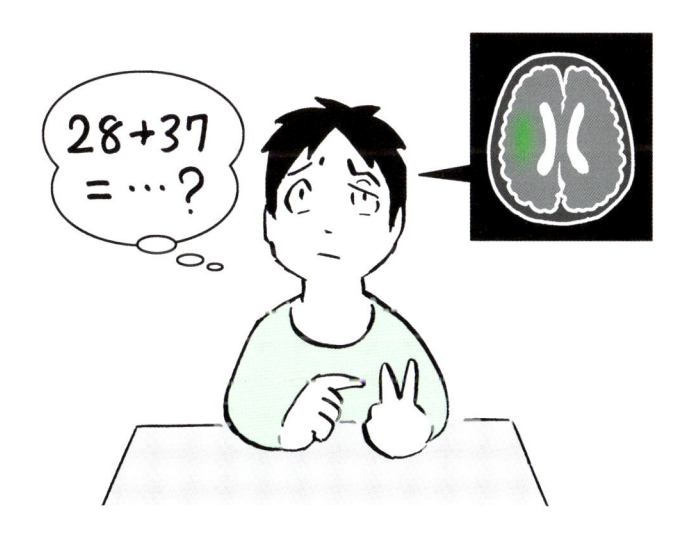

1. WISC-Ⅳ

	合成得点	パーセンタイル順位
全検査IQ（FSIQ）	90	25
言語理解（VCI）	99	47
知覚推理（PRI）	78	7
ワーキングメモリー（WMI）	106	66
処理速度（PSI）	86	18

2. 家族へのフィードバック

　お子さんの全般的知能は正常範囲内でした．一方で，左脳の機能を反映する言語理解と右脳の機能を反映する知覚推理の間に20点以上の差異を認め，左脳の脳損傷を示唆する所見でした．

　お子さんの強い下位項目としては，理解（言語理解領域），数唱（ワーキングメモリー領域），語音配列（ワーキングメモリー領域）などがあり，一方で，弱い下位項目は，積木模様(知覚推理領域），符号(処理速度領域），記号探し（処理速度領域）などが挙げられました．絵を構成する視覚，空間認知の低下，作業の段取りの悪さなどから，視空間認知力の低下，遂行機能障害などの高次脳機能障害が疑われました．

　頭部MRIをみると，T2*という条件で，大脳深部白質に，右大脳半球を中心にヘモジデリンの沈着を認め，右脳損傷が優位であったことがうかがわれ，このことからも，上記の高次脳機能障害が，交通外傷によるびまん性軸索損傷に起因することを示しています．

　今後の対応としては，下記を推奨致します．

①一度に複数の作業をなるべく行わない．
②なんでも書き出す（いつ，どこで，誰が，何をするのか，結果どうなるのかなど）．
③事前に予定を立てて，十分に準備をしてから行うようにする．
④予期できないことが起こることに備えて，いつでも人に質問する練習をする．

3. 経過

　交通事故の被害者であり，後遺症認定をしっかりと行うことが先決でした．不思議なもので，このようなケースで後遺症をしっかり診断し，訴訟などが終わると，症例が良くなるケースをたくさん経験します．リハビリ

テーションの本当の意味は，訓練やセラピーばかりではなく，児と家族の尊厳の回復なのかもしれません．

【参考資料】

1）橋本圭司：リハビリテーション入門 失われた機能をいかに補うか．PHP 研究所，2010．
2）日本医師会雑誌 生涯教育シリーズ 62「実践小児診療」，2003．
3）前川喜平：小児の神経と発達の診かた 改訂第三版．新興医学出版社，2003．
4）橋本圭司：うちの子ちょっと違う？ と感じたら読む本 子どものいいところを伸ばす育て方．PHP 研究所，2011．
5）Miyamura K, Hashimoto K, Honda M：Validity and reliability of Ability for Basic Movement Scale for Children（ABMS-C）in disabled pediatric patients. *Brain Dev* **33**：508-511, 2011.
6）Hashimoto K, Miyamura K, Honda M：Evaluation of Ability for Basic Movement Scale for Children type T（ABMS-CT）for disabled children. *Brain Dev* **34**：349-353, 2012.
7）中鹿 彰：新版 K 式発達検査 2001 の課題と有用性―精神遅滞の定義の視点から．心のクリニック紀要 **3**：28-32，2006．
8）国立特別支援教育総合研究所「教育相談情報システム」HP
http://forum.nise.go.jp/soudan-db/htdocs/
9）社団法人日本小児保健協会：DENVER Ⅱ―デンバー発達判定法（原著：W. K. Frankenburg 著）日本小児医事出版社，2009．
10）飯鉢和子，他：フロスティッグ視知覚発達検査：実施要領と採点法，手引：日本版＜尺度修正版＞．日本文化科学社，1979．
11）公益財団法人発達科学研究教育センター HP
http://www.coder.or.jp/test/test1.html
12）佐賀県立うれしの特別支援学校 自立活動部 HP
http://www3.saga-ed.jp/school/edq10047/
13）日本文化科学社 HP（WISC-IV 知能検査）
http://www.nichibun.co.jp/kobetsu/kensa/wisc4.html
14）日本版 WISC-IV 刊行委員会（訳編著）：日本版 WISC-IV 理論・解釈マニュアル（原著：David Wechsler 著）．日本文化科学社，2010．

エピローグ

　発達障害児の場合は，刺激に対して過敏に反応する，あるいは逆に鈍感な反応をする，という特徴があるので，『感覚を整える』ということが重要と思われます．これには，まだ赤ちゃんの頃から『タッチ・ケア』といって，手足，体にやさしく触れる，マッサージをするリハビリテーション（リハビリ）が効果的です．タッチ・ケアをすると，オキシトシンというリラックスホルモンが分泌されます．心地よい刺激によってリラックスさせ，感覚を養うのです．そして，3歳くらいになれば脳の機能が発達してきますので，たとえば姿勢や運動，空間認知やコミュニケーションの評価をし，歩き方のバランスが悪い場合はバランスを整える，あるいは遊具を使って感覚を整える感覚統合療法などといったリハビリをします．しかし，リハビリをしたからといって，障害がなくなるわけではありません．家庭でできること，例えばタッチ・ケアなどはご家族が学び，協力して家庭で行わなければなりません．お子さんのリハビリでもあり，ご家族のリハビリでもあるのです．

　今後は地域にもっと発達障害児に対応できる専門家を増やす必要があると思います．そして，病院や介護施設だけではなく，市町村の保健所やコミュニティセンターなどに作業療法士，理学療法士，言語聴覚士や臨床心理士などを配置して，リハビリをもっと身近な存在にすることで，発達障害を持った方が社会に溶け込んでいくのを家族や教育現場の方たちと一緒に助けることができると思います．発達障害児は，落ち着きがなかったり，コミュニケーションが苦手だったりなどさまざまな特徴がありますが，それらを排除するのではなく，「ユニークな奴だ」「変わっているけど面白い」と違いを認め，受け入れる社会を作っていくことが大事なことではないでしょうか．

　リハビリテーションの本来の意味は『ある人を再びその人の真の価値・能力にふさわしい地位・環境に置くこと』です．つまり，何かがうまくできない患者さんに対してお尻をたたいて訓練を行うことではなく，患者さんのご家族を含めて周囲の人がいかに患者さんのさまざまな特徴を受け入れるか，どのように折り合いをつけるか，精神的な成長をするかという過程そのものがリハビリテーションなのだと私は思っています．

橋本圭司

〈著者略歴〉

橋本圭司（はしもと　けいじ）

　1973年東京都生まれ．リハビリテーション専門医．医学博士．
東京慈恵会医科大学医学部卒業．東京都リハビリテーション病院，神奈川リハビリテーション病院などで数多くの高次脳機能障害者の治療を経験．
　現在，国立成育医療研究センターリハビリテーション科医長，発達評価センター長．
　神経外傷や脳認知科学の先端研究に従事する一方で，乳幼児期から学童期，青年期の小児リハビリテーションに関わる臨床家でもある．
　著書に『生活を支える高次脳機能リハビリテーション』（三輪書店）『リハビリテーション入門』（PHP新書）『小児リハビリテーションポケットマニュアル』（診断と治療社）など多数．

〈イラスト〉

茨木　保（いばらき　たもつ）

　1962年，大阪府東大阪市生まれ．1986年，奈良県立医科大学卒業，同年同大学産婦人科医局に入局．京都大学ウイルス研究所研究生，大和成和病院婦人科部長を経て2006年，いばらきレディースクリニックを開設，現在に至る．医学博士．
　現在，『週刊日本医事新報』誌に「がんばれ！猫山先生」を連載中．コミック『Dr.コトー診療所』の医学監修者．著書に『まんが医学の歴史』（医学書院），『がんばれ！猫山先生』（日本医事新報社），『発見！しごと偉人伝　医師という生き方』（ペリかん社），『患者さんゴメンナサイ』（PHP研究所）など．

発達を支える！子どものリハビリテーション

発　行　2013年 6 月15日　第 1 版第 1 刷Ⓒ
著　者　橋本圭司
発行者　青山　智
発行所　株式会社　三輪書店
　　　　〒113-0033　東京都文京区本郷 6-17-9　本郷綱ビル
　　　　☎ 03-3816-7796　FAX 03-3816-7756
　　　　http://www.miwapubl.com
印刷所　三報社印刷　株式会社

　本書の内容の無断複写・複製・転載は，著作権・出版権の侵害となることがありますのでご注意ください．

ISBN978-4-89590-446-9　C 3047

JCOPY　＜(社)出版者著作権管理機構　委託出版物＞
本書の無断複写は著作権法上での例外を除き禁じられています．複写される場合は，そのつど事前に，(社)出版者著作権管理機構（電話 03-3513-6969, FAX 03-3513-6979, e-mail: info@jcopy.or.jp）の許諾を得てください．

■ 障害の評価から生活を支える高次脳機能リハビリテーションへ

生活を支える高次脳機能リハビリテーション

橋本 圭司（東京慈恵会医科大学リハビリテーション医学講座）

　目に見えない障害といわれ，理解に誤解の多い高次脳機能障害。近年その病態・症状は知られつつあるが，対応としてのリハビリテーションは要素的機能ばかりに焦点を当てたものが多く，全人的存在としての患者を支えるものとはなっていないことも多い。あなたも障害の検査データや統計学の解析結果とにらめっこする医療をしていないだろうか？ 周囲の対応が変われば，高次脳機能障害は必ず良くなる。

　本書では，高次脳機能障害の症状と対応法・患者指導などについて，現実感あふれるイラストを使って，具体的に提示している。豊富な事例は，著者が行っている集団認知行動プログラム『羅心盤』によって，患者がどう変わっていき，周囲や生活と向かい合っていくかを，詳細に教えてくれる。

　筆者は本書でこう言う。「高次脳機能障害のリハビリテーションとは，結果として，患者自身に『人の気持ちをわかる心』を，周囲には『人を助けてあげたくなるような心』を育んでくれる。」

　高次脳機能とは何か，高次脳機能障害とは何か，といった基礎知識，そして高次脳機能障害のリハビリテーションとはどうあるべきか，その診断，検査や患者・家族とのコミュニケーションから，私たちが今日から実践できる対応法までをコンパクトにまとめた，看護師，リハスタッフ，そして医師の方，必読の一冊。

■主な内容

高次脳機能リハビリテーションの展望
プロローグ
第1章　高次脳機能と向き合う
　　　　高次脳機能とは
　　　　神経心理循環
　　　　脳機能循環
　　　　高次脳機能に関する問題が疑われたらまず何をすべきか
　　　　人として向き合う
　　　　認知・行動リハビリテーション
　　　　コミュニケーションのために
　　　　病相期に応じた対応
　　　　急性期の安静について
　　　　薬の調節について
　　　　家族指導について
第2章　高次脳機能障害の診断と対応法
　　　　高次脳機能障害とは
　　　　診断の手順
　　　　疾患ごとの後遺症の特徴
　　　　定義・症状・サイン・対応法・患者指導等
第3章　高次脳機能の検査
　　　　スクリーニング
　　　　注意・集中力のテスト
　　　　記憶のテスト
　　　　遂行機能のテスト
　　　　病識について
第4章　高次脳機能のリハビリテーション
　　　　高次脳機能リハビリテーションとは
　　　　高次脳機能リハビリテーションを始める前に
　　　　高次脳機能リハビリテーションの進め方
第5章　リハビリテーション外来
　　　　集団認知行動プログラム『羅心盤』
　　　　『羅心盤』の特徴と期待される効果
　　　　『羅心盤』の準備（場所・人・物）
　　　　『羅心盤』の方法
　　　　『羅心盤』の実際─事例紹介
エピローグ──一部の願いをみんなの願いに

●定価 1,890円（本体 1,800円+税5%）　A5　頁100　2008年　ISBN 978-4-89590-307-3

お求めの三輪書店の出版物が小売書店にない場合は，その書店にご注文ください。お急ぎの場合は直接小社へ。

〒113-0033
東京都文京区本郷6-17-9 本郷綱ビル

三輪書店

編集 ☎03-3816-7796　FAX 03-3816-7756
販売 ☎03-6801-8357　FAX 03-3816-8762
ホームページ：http://www.miwapubl.com